Dr. med. Sebastian Mathew
Dr. Günter Schmidauer

Ayurveda-Medizin

VERLAGSHAUS DER ÄRZTE

Abbildungsnachweis

Bildagentur Waldhäusl: 117
DigitalVision: 20, 50, 90, 132, 145
Hahsler, Lisa: 126
Leininger, Kurt Wolfgang: 27, 31, 76, 77, 78, 138, 143, 144, 164
Mathew, Sebastian: 75, 88, 89, 94, 133, 166
MEV spezial: 30, 71, 81, 82, 96, 141, 142
PhotoAlto: 16, 18, 24, 25, 26, 32, 35, 37, 38, 39, 43, 47, 52, 53, 54, 64, 65, 67, 68, 69, 72, 85, 98, 99, 102, 105, 116, 122, 123, 125, 128, 129, 130, 131, 136, 153
PhotoDisc: 22, 33, 36, 87, 106, 107, 113, 115, 160, 163
Pixelio: 7 (bernaW), 8 (Hans-Georg Staudt), 9 (Dieter Schütz), 12 (Sarah Borowski), 40 (AngelaL), 42 (Capone), 80 (Uwe Steinbrich), 84 (Rainer Sturm), 100 (Konstantin Gastmann), 104 (JenaFoto24.de), 108 (espana-elke), 109 (Kellermeister), 112 (Stephan N), 114 (JenaFoto24.de), 134 (Bodo Schmitt), 146 (Helmut Wegmann), 149 (Rainer Sturm), 150 (catlovers), 151 (gnubier), 152 (Stihl024), 155 (Bernd Wachtmeister)
Schmidauer, Günter: 15, 162
Schrampf, Martin: 13, 41, 48, 55, 56, 58, 59, 60, 61, 62, 63, 92, 93, 110, 118, 120, 124, 158
Wikipedia: 11, 157

www.aerzteverlagshaus.at

1. Auflage 2010

ISBN: 978-3-902552-78-5

Umschlag: Andrea Malek, www.malanda-buchdesign.at
Umschlagfoto: getty images
Satz: Grafikbüro Lisa Hahsler, Deutsch-Wagram
Projektbetreuung: Hagen Schaub, Michael Hlatky
Druck & Bindung: Ferdinand Berger & Söhne GmbH, 3580 Horn

Printed in Austria

Aus Gründen der leichteren Lesbarkeit – vor allem in Hinblick auf die Vermeidung einer ausufernden Verwendung von Pronomen – haben wir uns dazu entschlossen, alle geschlechtsbezogenen Wörter nur in eingeschlechtlicher Form – der deutschen Sprache gemäß zumeist die männliche – zu verwenden. Selbstredend gelten alle Bezeichnungen gleichwertig für Frauen.

Vorwort

Ayurveda ist eine aus Indien stammende ganzheitliche Naturheiltherapie, ein umfassendes Heilverfahren, in dem Körper, Seele und Geist als Einheit erkannt werden. In den letzten Jahren wurde Ayurveda zu einem Thema allgemeinen Interesses. Immer mehr Fragen tauchten auf. Wenig kompetente Antworten konnten gegeben werden. Aus den verschiedensten Richtungen wurde versucht, sich dem Thema zu nähern.

Für den modernen und aufgeschlossenen europäischen Mediziner ist Ayurveda eine bereichernde Ergänzung zur traditionellen Schulmedizin. In den verschiedensten Teilbereichen ist kompetentes Wissen vorhanden, das heute, genauso wie vor mehreren tausend Jahren, therapeutisch angewendet werden kann. Ob in der Chirurgie, in der Geriatrie oder bei Zivilisationskrankheiten, ayurvedische Heilmethoden sind effizient und nachhaltig wirksam. Ein zentrales Gebiet nimmt die Kräuterheilkunde ein, aber auch Geist und Seele werden in den Prozess einer ganzheitlichen Behandlung einbezogen. Ayurveda, die „Lehre vom gesunden Leben", hat aber auch als Präventivmedizin große Erfolge zu verzeichnen. Krankheit wird als Störung des inneren Gleichgewichts erkannt. Heilung erfolgt durch Wiederherstellung der Balance.

Dr. med. Sebastian Mathew ist seit mehr als 30 Jahren Chirurg und ausgebildeter Ayurveda-Arzt. Er leitet seit 10 Jahren eine Ayurvedaklinik in Klagenfurt und kennt die indischen Heilmethoden in allen Details. Dr. Günter Schmidauer ist in mehreren Bereichen publizistisch tätig und Mitarbeiter der Wirtschaftskammer Kärnten. Fundiertes Fachwissen des indisch-österreichischen Facharztes und die Neugierde eines Mitteleuropäers, der von den Möglichkeiten dieser ganzheitlichen Betrachtungs- und Behandlungsmethode für den Menschen begeistert war, führten zum Plan, einen Ayurveda-Ratgeber zu verfassen, der Grundwissen und mögliche Entwicklungsfelder beinhaltet, der sich aber auch an das einzelne Individuum richtet, welches bereit ist, sich mit seinem Körper vertraut zu machen und selbst zur Erhaltung seiner Gesundheit einen Beitrag leisten will.

Im Rahmen einer Studienreise nach Südindien wurden 2009 wichtige Kontakte zu Ayurveda-Spezialisten, aber auch zu hohen Vertretern des indischen

Gesundheitsministeriums geknüpft, die zu einem längerfristigen Erfahrungsaustausch und zu verschiedenen Projekten führen sollen.

Ayurveda als Heilkunde, welche in der Lage ist, die europäische Schulmedizin sinnvoll zu ergänzen und als erprobtes präventivmedizinisches System zur Verbesserung der Lebensqualität beiträgt, bedarf einer fachlich fundierten Verbreitung der Grundlagen. Dazu sieht sich der vorliegende Ratgeber in einem ersten Schritt imstande. Er soll aber auch Lust auf eine weitere Beschäftigung mit Ayurveda machen, wobei jedem Interessenten klar sein muss, dass ein Menschenleben wahrscheinlich zu kurz ist, um dieses Ayurveda-Universum auszuloten, in dem die Möglichkeit einer Ausgewogenheit zwischen Körper und Geist, Natur und Mensch, Mensch und Kosmos ausgeführt wird.

Dr. Sebastian Mathew
Dr. Günter Schmidauer

Klagenfurt, im September 2010

Inhalt

Ayurveda: Entstehung und Geschichte . . . 7

Ayurveda, so alt wie unser Kosmos . . . 8
Ursprung in der Mythologie . . . 10
Die individuelle Konstitution . . . 14
Doshas: Vata – Pitta – Kapha . . . 16
Medizin mit ethischem Auftrag . . . 18
Die acht Zweige des Ayurveda . . . 19

Physiopathologie und Diagnostik . . . 22

Trisutra-Ayurveda – drei Hauptprinzipien . . . 23
Gesundheit aus ayurvedischer Sicht . . . 23
Krankheit aus ayurvedischer Sicht . . . 24
Die Bedeutung der Präventivbehandlung in Ayurveda . . . 32

Ayurveda und Konstitution . . . 33

Körperliche Konstitution . . . 34
Lokalisierung der Doshas . . . 35
Eigenschaften der Elemente . . . 36
Körperliche und geistige Eigenschaften von Vata . . . 38
Körperliche und geistige Eigenschaften von Pitta . . . 39
Körperliche und geistige Eigenschaften von Kapha . . . 41
Die geistige Konstitution . . . 42

Ernährung & Heilfasten . . . 48

Nahrungsmittelwirkung auf Geist und Seele . . . 54
Die Geisteszustände . . . 55
Die Geschmacksrichtungen . . . 57
Geschmacksauswirkungen auf die Körperkonstitution . . . 60
Heilwirkungen von Nahrungsmitteln . . . 64
Tipps für ein gesundes Essen . . . 64
Nahrungsergänzungsmittel . . . 66
Ayurvedisches Heilfasten . . . 66

Panchakarma . . . 71

Vorbereitungsphase (Purva Karma) . . . 74
Hauptbehandlungen (Pradanakarma) . . . 78
Vorteile der Panchakarma-Therapie . . . 85
Nachbehandlung (Pascat-Karma) . . . 85

Ayurveda und Pflanzenheilkunde ... 88

Zubereitung ayurvedischer Heilmittel ... 92

Ayurvedische Behandlungen ... 96

Gynäkologie ... 97
Onkologie ... 103
Erkrankungen des Bewegungsapparates ... 106

Ayurveda und Geriatrie ... 110

Ayurvedische Rasayana-Therapie (Regeneration) ... 112
Neurologische Erkrankungen in der Geriatrie ... 112
Psycho-neurologische Erkrankungen in der Geriatrie ... 114
Knochen-Muskel-Erkrankungen in der Geriatrie ... 115
Herzgefäßerkrankungen in der Geriatrie ... 116
Atemwegerkrankungen in der Geriatrie ... 116
Diabetes mellitus in der Geriatrie ... 117
Magen-Darm-Trakt-Erkrankungen in der Geriatrie ... 119
Ayurveda und Chirurgie in der Geriatrie ... 120

Leben mit Ayurveda ... 123

Die drei Säulen des Lebens ... 124
Die ayurvedische gesunde Lebensweise ... 128
Antiaging (Rasayana) ... 131
Ayurveda-Yoga und Meditation ... 133
Ayurveda und Wellness ... 138
Ayurvedische Massage (Abhyyanga) ... 142

Vastu – ayurvedische Bau- und Wohnkultur ... 145

Geschichte des Taj Mahal ... 147
Auswahl eines Grundstückes ... 149
Gebäudeplanung ... 149
Zeremonien ... 151
Praxiseinrichtung nach Vastu-Prinzip ... 152

Ayurveda – Chancen und Grenzen ... 153

Ayurvedische Diagnose ... 157
Ayurvedische Therapie ... 158
Das ayurvedische Behandlungsspektrum ... 159
Ayurveda in Indien ... 161
Internationale Ausbildung und Globalisierung ... 163
Ayurveda-Behandlungsmöglichkeiten in westlichen Krankenhäusern ... 165
Ayurveda und die Schulmedizin ... 167

Ayurveda: Entstehung und Geschichte

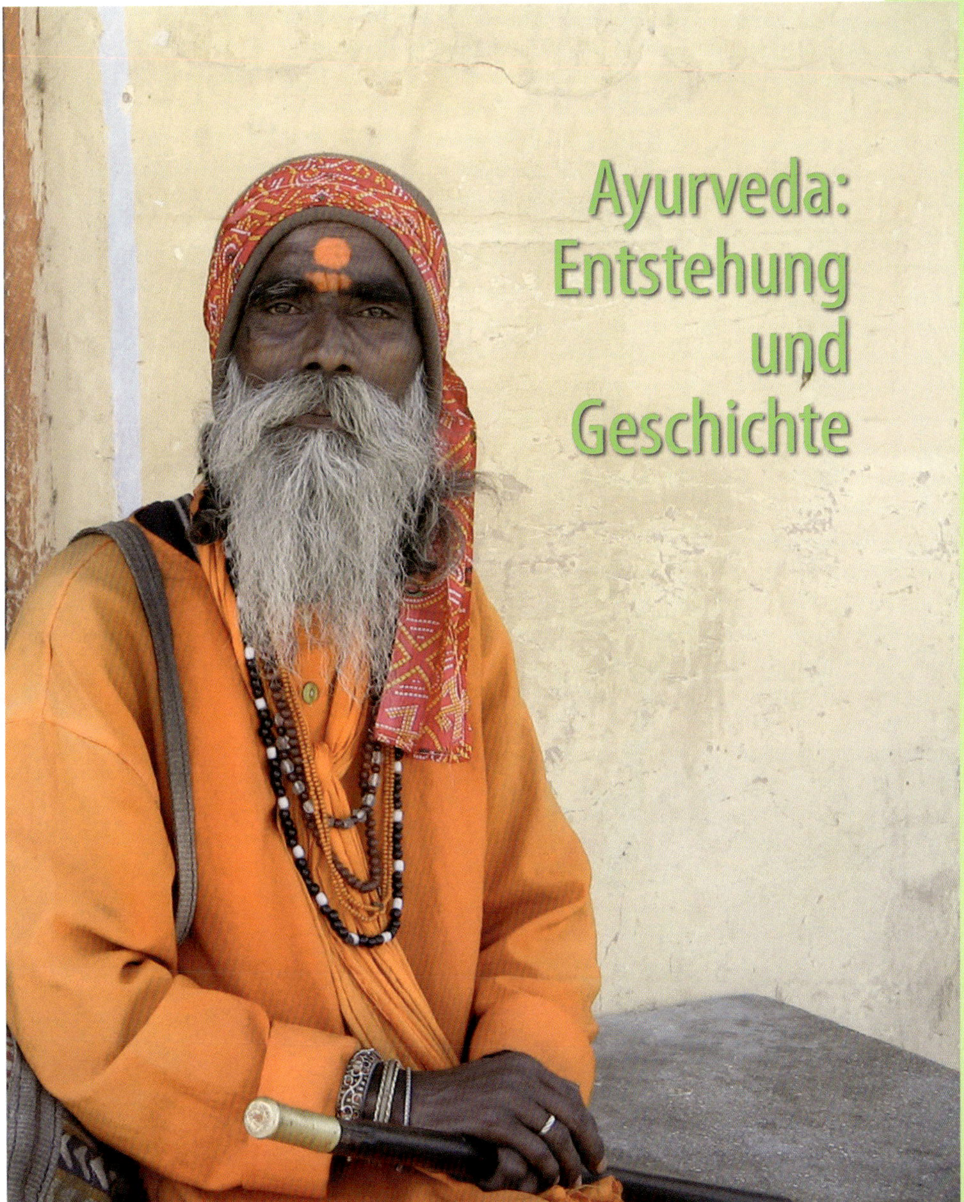

Körper und Geist sind beide sowohl Orte von Störungen als auch von Freuden. Maßvoller Gebrauch ist die Ursache von Freude, Glück, Genuss.

Caraka-Samhita, Sutrasthanam 1.54-55

Der aus dem Sanskrit stammende Begriff Ayurveda setzt sich aus den Teilen Veda (Wissen) und Ayus (Leben) zusammen. Gemeint ist also das Wissen um das (gesunde) Leben und um dessen Erhaltung, zum Zweck, Körper und Geist fit zu halten, um eine bestmögliche spirituelle Entwicklung des Menschen zu ermöglichen.

Ayurveda, so alt wie unser Kosmos

Die Wurzeln der ayurvedischen Heilkunde reichen tief in die Geschichte Indiens zurück. Ayurveda ist so alt wie unser Kosmos, heißt es in den Veden. Uraltes Wissen wird von Generation zu Generation weitergegeben, um die besten Voraussetzungen für die geistige Entwicklung des Individuums zu schaffen. Glück, Freude und Lebensgenuss gilt es zu erhalten und das

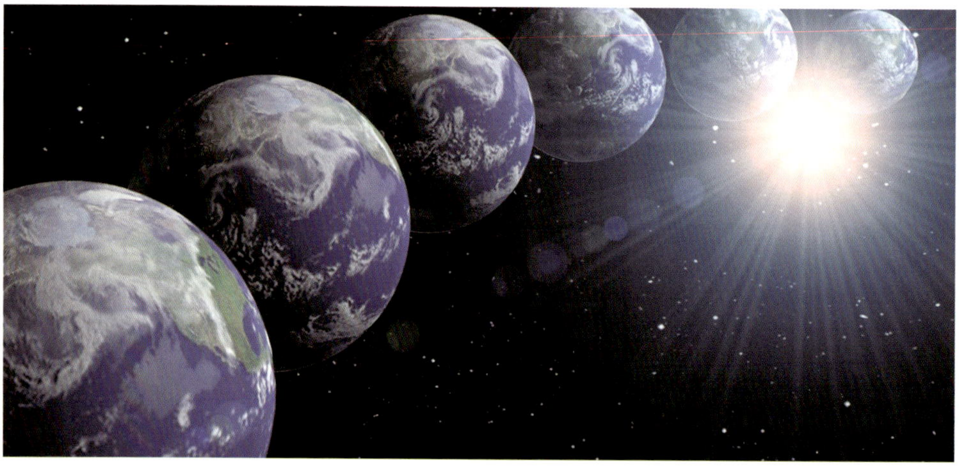

Verantwortungsbewusstsein für den eigenen Körper zu entwickeln. Dabei bietet Ayurveda die Möglichkeit, die Ganzheit der menschlichen Existenz zu erkennen und das Gleichgewicht der Kräfte wiederherzustellen. Gesundheit ist natürlich (Prakruti), Krankheit ist künstlich (Vikruti).

Unserer Wirklichkeit liegen zwei Prinzipien zu Grunde: Purusha, der Ur-Geist, das Prinzip der Empfindung des Bewusstseins, und Prakturi, die Große Natur, das Prinzip der Kreativität. Aus der Vereinigung der beiden Prinzipien geht Mahat, die Kosmische Intelligenz hervor. Sie trägt die Keime aller Manifestationen in sich. Im Menschen erscheint Mahat als die Intelligenz des Individuums. Das Mahat soll geweckt werden, wobei die Herrschaft des Egos relativiert wird. Nicht zur Entfernung aus der Welt werden wir aufgefordert, die starke Beziehung auf das Ich ist aber der Erhaltung des Gleichgewichts hinderlich. Das Ego ist die Grundlage aller Abweichungen von der Natur. Auf der anderen Seite steht das kosmische Bewusstsein im Menschen. Es wird Buddhi genannt. Buddhi bezeichnet die Fähigkeit des Menschen zu erwachen und zwischen Wirklichem und Unwirklichem zu unterscheiden.

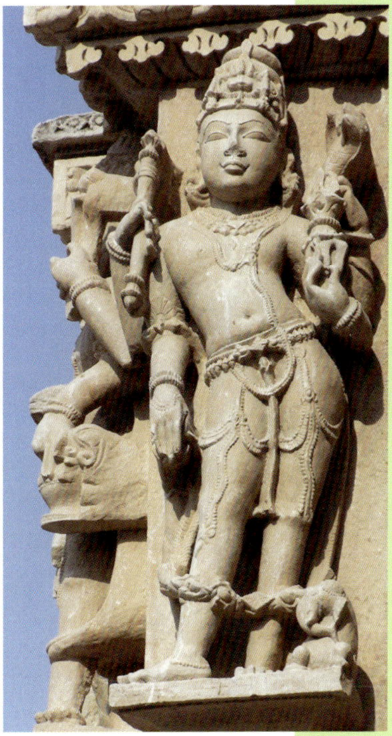

Alle Teile im Kosmos und im Menschen stehen miteinander in Verbindung. Entsteht einem Teil Schaden, ist das Gleichgewicht gestört, kommt es zu Fehlentwicklungen und im Menschen zu Krankheitserscheinungen. Zu einer exakten Diagnose der Störungen ist die Kenntnis der Einzelteile zueinander und des Zusammenspiels zu einer Gesamtheit notwendig.

Ayurveda ist ein Bestandteil der Veden. Und die Veden sind nicht nur Anleitung zu einem gesunden Leben, sie sind der philosophische Überbau eines ganzheitlichen Systems, das auch dazu beitragen kann, über den Geist auf das innere Gleichgewicht einzuwirken. In den Veden sind wesentliche Kenntnisse aller Bereiche des menschlichen Lebens, von der Philosophie über den Wert des Lebens und seiner sinnvollen Gestaltung, über mythische Erzählungen bis zu medizinischen Erkenntnissen und den Grundsätzen ausgewogener architektonischer Gestaltung des Lebensraumes enthalten.

Ayurveda ist kein abgehobenes, „exotisches" System, das in einer entlegenen indischen Region entstanden ist, regional begrenzt, und exklusiv auf die Konstitution der dort lebenden Menschen bezogen bleibt. Das Wissen um die Grundstrukturen der menschlichen Existenz ist überregional. Durch Ayurveda haben wir Zugang zum Kollektiven Unbewussten der Menschheit, dem Speicher der Gedanken aller Denkweisen. Der Zugang zum kollektiven Unterbewusstsein hilft uns, die Einheit mit der (verloren gegangenen) Natur wiederzuerlangen. Von welcher Seite wir uns auch dem Thema des Gleichgewichts der Kräfte nähern, eine Seite wird immer auf die andere verweisen.

Ursprung in der Mythologie

Seit sich Menschen systematisch mit der Entstehung, dem Verlauf und der Heilung von Krankheiten auseinandersetzen, nehmen sie an, dass sich Geist und Körper wechselseitig beeinflussen. Auch Ayurveda, die wahrscheinlich älteste Heilkunde der Menschheit, geht davon aus.

Sicher ist, dass die ersten Aufzeichnungen als Teil der Veden (Lehre vom Leben) etwa 5000 Jahre alt sind. Vorangegangen ist ihnen eine lange Tradition mündlicher Überlieferungen. Ayurveda ist eine der rätselhaftesten, aber auch spannendsten Wissenschaften, welche die Menschheit hervorgebracht hat. Sie ist rätselhaft, und zugleich sublimiert sich in ihr die Entwicklung der Menschheit in vielfältiger Weise.

Erst im Europa der Neuzeit, und hier besonders im 19. Jahrhundert, versuchte man Teilaspekte der Forschung zu verabsolutieren und die rationalen Elemente in den Mittelpunkt wissenschaftlicher Disziplinen zu stellen. Damit nahm man ihnen jedoch weitgehende Bereiche der Erkenntnismöglichkeiten.

In Indien besteht die Annahme, dass Ayurveda so alt wie unser Kosmos ist, dass dieses Wissen schon vorhanden war, noch lange bevor es Menschen gab. In der Verkleidung von Fabeln, Märchen und Erzählungen begegnen uns diese tiefen Weisheiten, die bis heute Gültigkeit besitzen. Rationales und Irrationales stehen sich ergänzend nebeneinander und eröffnen auch emotionale Zugänge.

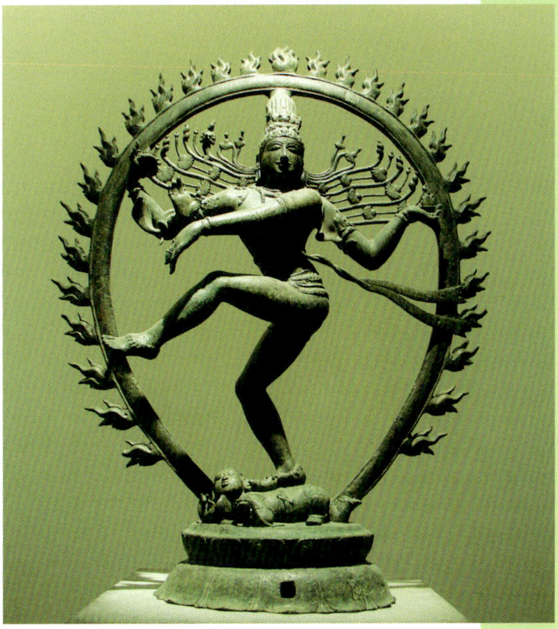

Ayurveda eröffnet uns das Wissen vom langen Leben. Die uralte Heilkunde ist eine Geschichte, die viele Anfänge hat, niemals endet, uns aber unendlich viele Möglichkeiten eröffnet. Einen der Anfänge finden wir in der Mythologie Indiens.

In Indien glaubt man, dass alles Wissen heilig ist und dass alles Wissen von Gott stammt. Das Universum wird von Brahma, dem Schöpfer, Vishnu, dem Bewahrer, und Shiva, dem Zerstörer, gehütet. Die Überlieferung besagt, dass der Schöpfergott Brahma Ayurveda als einen Zweig der Atharvaveda entstehen ließ. Dies geschah noch, bevor er das Universum erschaffen hatte. Brahma gab dieses Wissen noch im „Himmel" an seine Schüler weiter. Nach Erschaffung des Universums unterrichtete Brahma seine Söhne in den verschiedenen Bereichen des vedischen Wissens. Über Indra, den König der himmlischen Planeten, gelangte das Wissen an den Halbgott Danwanthari, der den Auftrag erhielt, Ayurveda auf Erden zu lehren.

Die Menschheit wurde zu dieser Zeit von Krankheiten und Seuchen heimgesucht. Trotz ständigem Bemühen, war es auch den großen Weisen nicht gelungen, die Bevölkerung von Seuchen und Epidemien zu befreien. Danwanthari lehrte die Menschen Ayurveda, damit sie, unbeeinflusst von Krankheiten, ihren religiösen Pflichten nachkommen und ungehindert ihren Weg zur Vollkommenheit beschreiten konnten.

Danwanthari erschien auf Erden als Divodasa, König von Kasi, und unterrichtete unter anderem Sushruta, der vor etwa 2.500 Jahren jenes Werk über Ayurveda schuf, das noch heute neben Caraka-Samhita als die wichtigste Grundlage der Heilkunde bezeichnet wird. Samhitas zählen zu den ältesten schriftlichen Ayurveda-Aufzeichnungen.

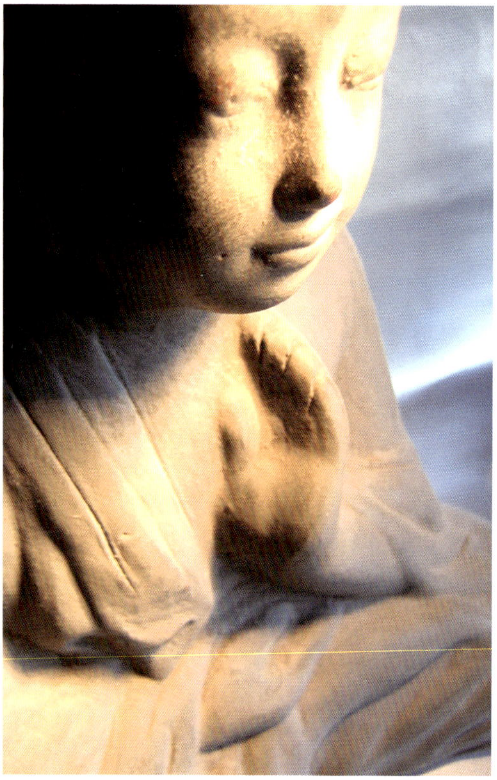

Die Zeit der mündlichen Überlieferungen war vorbei. Eine ungeheure Menge medizinischer Literatur entstand. Caraka-Samhita und Sushruta-Samhita gelten als die bedeutendsten dieser Gattung. Ihnen folgt Ashtanga-Ayurveda, eine besonders wichtige Handschrift, in welcher die Kernstücke ayurvedischer Medizin und Philosophie behandelt werden.

Die Caraka-Samhita, wie sie uns heute zur Verfügung steht, besteht aus 120 Kapiteln, die in acht Teile gegliedert sind. Sushruta-Samhita überliefert uns wichtige Erkenntnis im chirurgischen Bereich und hält Wesentliches zum Thema Geburtshilfe fest. Sushruta erwarb sich durch seine erfolgreiche Tätigkeit als Chirurg und durch seine bedeutenden Aufzeichnungen die Ehrenbezeichnung „Vater der Chirurgie".

Die Operation hat im ayurvedischen Sinn nur dann eine Berechtigung, wenn keine anderen Verfahren Erfolg versprechen. Dann aber soll sie umgehend durchgeführt werden, um dem Patienten sofortige Erleichterung zu verschaffen. Das Wohl des Patienten steht im Vordergrund.

Zwischen 500 vor und 600 nach Christus, also in der Zeit, als der Buddhismus sich markant in Indien verbreitete, trugen vor allem die Bettelmönche zur Verbreitung der geistigen und medizinischen Inhalte Ayurvedas bei. Auf ihren Pilgerreisen brachten sie neben ihren Predigten ayurvedisches Wissen in die entferntesten Landstriche. Sri Lanka, Nepal, Tibet, China, die Mongolei und Japan waren nur einige Stationen, die nachhaltig von ihrem Wissen profitierten. Chirurgie und Innere Medizin galten als die beiden Hauptbereiche ayurvedischer Medizin, die nahezu revolutionär auf ein zum Großteil unwissendes und medizinisch weit rückschrittliches Fachpublikum wirkte.

Da der Buddhismus grundsätzlich das Prinzip der Gewaltlosigkeit propagiert, standen die Bettelmönche vorerst der ayurvedischen Chirurgie ablehnend gegenüber. Schmerzen betrachteten sie als einen Akt der Gewalt und nicht als eine Vorstufe möglicher Heilung. Dennoch gaben sie ihr Wissen weiter, sodass auch die ayurvedische Chirurgie eine bedeutende Verbreitung erfuhr.

Etwa ab der Zeit um 600 n. Chr. stagnierte die Verbreitung Ayurvedas. Grund dafür sind zahlreiche Invasionen, die Indien in seiner regionalen Autonomie gefährdeten.

Während der Hochblüte des British Empire und des weltweit expandierenden Kolonialismus gab es sogar Bestrebungen, Ayurveda zu verbieten. An ihrer Stelle wurde die westliche, also hauptsächlich europäische Schulmedizin mehr oder weniger erfolgreich etabliert. Gleichzeitig ging eine gesellschaftliche und politische Ausrichtung der gehobenen Stände in Richtung Europa einher. Erst im späten 19. und Anfang des 20. Jahrhunderts, gleichzeitig mit der nationalen Unabhängigkeitsbewegung Indiens, erinnerte man sich wieder der essentiellen Werte Ayurvedas.

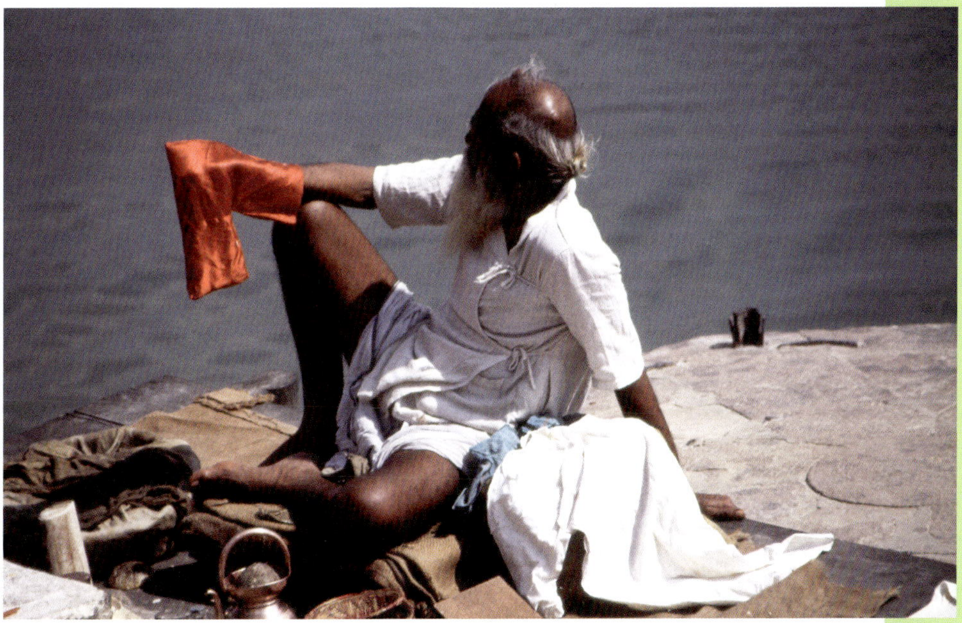

Über die verschiedensten Querverbindungen und auch über den Aufbau der Heilkunde Ayurveda gibt es eine Unzahl von Fachliteratur. Es würde den Rahmen dieser kurzen Einführung sprengen, wollte man eine umfassende Darstellung aller Möglichkeiten versuchen. Ursprung und Entwicklung geben einen Einblick über die Qualität der Inhalte, genau wie die folgenden Erläuterungen Einsicht in die diagnostischen Ansätze zur Bestimmung der individuellen Konstitutionen des Menschen über die fünf Elemente und daraus den drei Doshas (Vata – Pitta – Kapha) ermöglichen sollen.

Die individuelle Konstitution

Sie ist die Konstante im menschlichen Leben und steht zum Zeitpunkt der Geburt bereits fest. Es gibt drei Haupttypen: Vata, Pitta, Kapha. Davon abgeleitet gibt es eine Reihe von Kombinationen und Variationen. Bei der diagnostischen Anwendung ist darauf zu achten, dass es sich hierbei nicht um Charakterschablonen handelt, sondern um typische Zustände und Neigungen zum Übermaß.

Wie wir bereits festgestellt haben, besteht zwischen Mensch und Kosmos eine ständige Wechselwirkung, die zum Teil über die Sinnesorgane wahrgenommen werden kann. Im menschlichen Körper hat daher jedes der fünf Elemente (Erde, Wasser, Feuer, Luft, Äther) ein ihm entsprechend zugeordnetes Sinnesorgan. Das Ohr nimmt über den Klang Äther wahr, die Haut empfängt über den Tastsinn die Empfindung von Luft. Die Augen stehen für Feuer und damit für die Aufnahme von Licht. Die Zunge ist das Sinnesorgan, mit welchem Wasser erkannt und aufgenommen werden kann. Die Nase ist der Erde und ihren Gerüchen zugeordnet.

Im Ayurveda unterscheidet man fünf Teile der Pflanzen, welche die Beziehung der Pflanzenstruktur zu den fünf Elementen aufzeigen. Die Wurzel entspricht der Erde, als dichtester und unterster Teil der Pflanze, der mit der Erde verbunden ist. Stängel und Verzweigungen entsprechen dem Wasser, da sie das Wasser oder die Säfte der Pflanze transportieren. Die Blüten, die das Licht und die Farbe manifestieren, entsprechen dem Feuer. Die Blätter, durch welche der Wind die Pflanze bewegt, entsprechen der Luft. Die Frucht entspricht dem Äther, der subtilen Essenz der Pflanze. Der Same enthält das gesamte Potential der Pflanze und damit alle fünf Elemente der Pflanze in sich.

Äther

Das erste und subtilste Element, das im Universum in Erscheinung tritt, ist der Äther. Er verfügt über die größte Dimension, die in Form seiner Ausbreitung in Erscheinung tritt, und die geringste Dichte. Raum ist die Matrix für alle anderen Elemente und in der Lage, Klang und Energie zu transportieren.

Luft

Luft ist leicht, kalt, transparent, verfügt über eine größere Dichte und ist daher greifbarer als der Raum. Bewegung und Tastempfindungen sind die der Luft zugeschriebenen Haupteigenschaften.

Feuer

Feuer ist heiß, hell, durchdringend, leuchtend und spielt eine wichtige Rolle in unserem Körper, da es für die Umwandlung von Nahrung in die verschiedensten Energieformen verantwortlich ist. In der Ayurveda-Terminologie kennt man den Begriff des Verdauungsfeuers.

Wasser

Wasser ist für die Erhaltung des Lebens von ganz wesentlicher Bedeutung. Seine Eigenschaften sind dickflüssig, kalt, weich, befeuchtend und durchdringend. Wasser verbindet und hält Dinge zusammen.

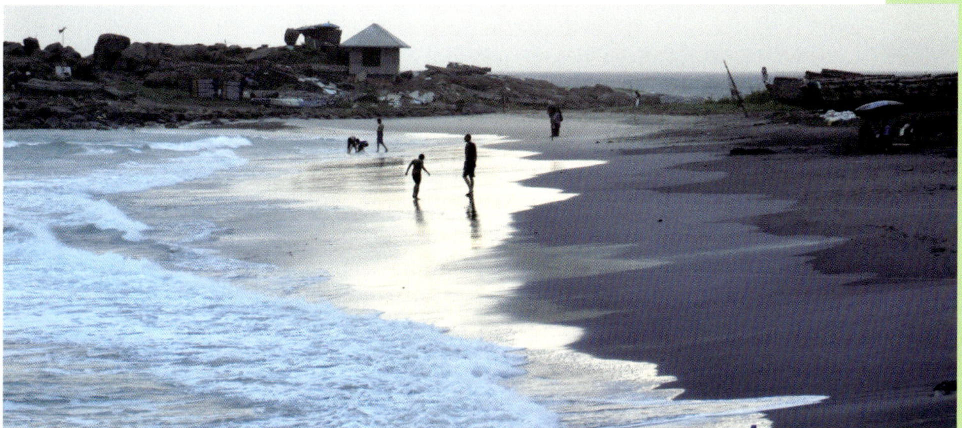

Erde

Alles was fest, schwer, träge, dicht und undurchlässig ist, wird diesem Element zugeordnet. Es ist das konkreteste aller Elemente und regt den Geruchsinn an.

Seele

Im Unterschied zum Tier verfügt der Mensch noch über ein weiteres Element. Das sechste Element ist die Seele. Über das Zusammenspiel der großen fünf Elemente und der ihnen zugeordneten Sinnesorgane sowie des Gedächtnisses und der Seele definieren sich die Determinanten der menschlichen Existenz.

Doshas: Vata – Pitta – Kapha

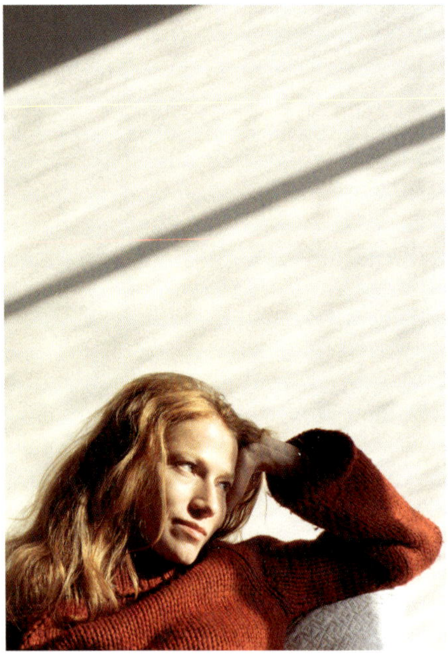

Die drei Doshas dienen zur Bestimmung der menschlichen Konstitution und leiten sich aus den fünf Elementen ab. Äther und Luft ergeben Vata. Aus Feuer und einem Teilbereich des Wassers entsteht Pitta. Wasser und Erde ergeben Kapha. Erkennbar sind die Doshas an ihren Eigenschaften.

Vata

Eigenschaften: trocken, kalt, hell, beweglich, subtil, hart, rau, veränderlich und klar. Vata ist das kraftvollste aller drei Doshas, verkörpert Willens- und Lebensenergie, ist ein Synonym für Bewegung, aber auch der stärkste Krankheitsverursacher.

Vata-Menschen sind meist kreativ, aktiv, wach und ruhelos. Sie reden schnell, ihre Bewegungen und ihr Gang sind schnell, wobei sie rasch ermüden. Sie besitzen ein starkes geistiges Auffassungsvermögen und können sich rasch auf veränderte Umstände einstellen. Sie neigen zu Überängstlichkeit.

Pitta

Eigenschaften: heiß, hell, flüssig, subtil, scharf, übelriechend, weich und klar.

Pitta steht für Hitze, Temperatur und alle chemischen Reaktionen. Pitta ist für die Verdauung zuständig, steht für Intelligenz und Entschlossenheit sowie Mut und Weichheit des Körpers.

Pitta-Menschen sind intelligent und scharfsinnig. Sie neigen zu Zornausbrüchen und Eifersucht. Viele Führungspersönlichkeiten sind die von Grund auf ehrgeizigen Pitta-Menschen.

Kapha

Eigenschaften: kalt, nass, schwer, langsam, stumpf, statisch, glatt, dicht, wolkig. Kapha steht für Gewicht und Zusammenhalt im Körper, für Festigkeit und Stabilität, aber auch für positive Emotionen, wie Friede, Liebe und Vergebung. Hauptsitz von Kapha ist der Magen.

Kapha-Menschen sind tolerant und ruhig. Sie neigen zu Neid und Besitzgier. Ihre Auffassungsgabe ist langsam, jedoch ausgeprägt. Ihre Wirkungsweise ist nachhaltig.

Ayurveda sieht Gesundheit und Krankheit aus einer ganzheitlichen Sicht. Ist das Gleichgewicht der Kräfte im Menschen oder im Kosmos gestört, kommt es zu Fehlentwicklungen. Die älteste Heilkunde der Menschen ermöglicht es aber auch, durch ein jahrtausendealtes Instrumentarium auf Entwicklungen und Fehlentwicklungen einzuwirken. Ayurveda hilft dem Gesunden, seine Gesundheit zu erhalten, und dem Kranken, sie wiederzuerlangen.

Mit Hilfe der drei Doshas können die grundlegenden Eigenschaften der menschlichen Konstitution erkannt werden. Durch die Konstitutionsanalyse ist der erste Schritt zu einer Diagnose und in der Folge zu einer Behandlung getan. Ayurveda bietet in allen Bereichen des menschlichen Lebens die Möglichkeit einer Vertiefung des Wissens. Ein Menschenleben reicht nicht aus, um alle Aspekte und Querverbindungen Ayurvedas zu unserem Leben herzustellen. Sie führen bis zu Erkenntnissen, die über die Wechselwirkung zwischen Individuum und Kosmos Auskunft geben.

Medizin mit ethischem Auftrag

Mediziner, die sich intensiv mit den Möglichkeiten Ayurvedas beschäftigen, werden im besten Falle über ein dichtes Netzwerk von Informationen zum jeweiligen Patienten verfügen. Obwohl eine ganzheitliche Erfassung des Menschen angestrebt wird, werden letztlich immer nur Stückwerk und Bruchstücke bleiben, die auf andere Teilaspekte hinweisen. Manchmal wird sich das Bild runden, meist werden jedoch Fragen offen bleiben, wie in allen Bereichen unserer Welt. Immer aber wird eine Ahnung von der Ganzheit und Vollkommenheit bleiben, die in allen Details enthalten ist. Der Gedanke des Ganzen ist auch im Teilstück enthalten und die Überzeugung, mit jedem Baustein der Gesamtheit näherzukommen, wird Motivation sein, mit verstärkter Energie weiterzumachen.

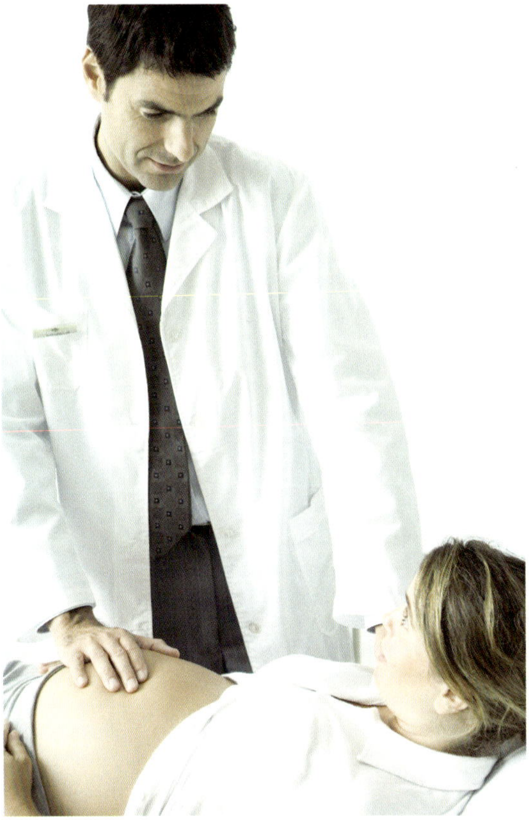

Die ethischen Anforderungen, welche an die Ayurveda-Mediziner gestellt wurden, waren schon in den Anfängen der Lehre hoch. Ein guter Mediziner sei nur jener Arzt, der an einem Ort lebt, an dem Heilpflanzen wachsen, und der seine Zeit damit verbringt, sein Wissen um die Heilmethoden ständig zu erweitern. So lautete ein Anforderungsprofil, das auch einen sehr exklusiven Aspekt aufweist, denn die Laufbahn eines Ayurveda-Mediziners stand nicht allen Interessierten gleichermaßen offen. Nur ein intelligenter junger Mann aus gutem Hause, der über Mut und ein gutes Gedächtnis verfügte, hatte Zugang zur Ausbildung. Weiters war eine Erlaubnis des jeweiligen Regenten erforderlich, um eine Praxis eröffnen zu können. Um auf einer möglichen Karriereleiter weiterzukommen, strebten die jungen Ärzte die Position eines königlichen Leibarztes an. Zu dessen Aufgaben gehörte neben der Versorgung verwundeter Soldaten in Kriegszeiten auch die Kontrolle der Mahlzeiten des Herrschers, um ihn vor Vergiftungen zu bewahren. Viele befassten sich grundsätzlich mit den Fragen rund um eine gesunde Ernährung. Ein guter Arzt sollte auch ein guter Koch sein. So lautete eine Forderung aus den Frühtagen der ayurvedischen Heilkunde, die sich heute in acht Untergruppen einteilen lässt.

Die acht Zweige des Ayurveda

1. **Innere Medizin** (kayachikitsa): Kaya hat dieselbe, dem Sanskrit entstammende sprachliche Wurzel wie Agni (Feuer). Die lebensnotwendige Energie, die wir als Nahrung und Luft zu uns nehmen, wird umgewandelt in jene Energie, die unsere Körperzellen benötigen. Störungen, die bei der Umwandlung auftreten, führen zu Krankheiten.
2. **Kopfkrankheiten** (salkaya): Dieser Zweig beschäftigt sich mit allen Krankheiten im Kopfbereich, wie Augen-, Nasen-, Ohren- und Halskrankheiten.
3. **Chirurgie** (salyapahartrka): Beseitigung von Fremdkörpern, wie Tumore, Abszesse usw.
4. **Toxikologie** (visa-gara-vairodhika-prasamana): Vergiftungen, hervorgerufen durch Pflanzen oder Tiere.
5. **Dämonologie** (bhuta vidya): Diagnose und Therapie von Krankheiten, die durch eine mentale Beeinträchtigung erfolgten.
6. **Pädiatrie** (kaumarabhrtya): betrifft die Bereiche Zeugung, Schwangerschaft und Geburt.

7. **Förderung von Langlebigkeit und Verjüngung** (rasayana): Erhaltung bestmöglicher geistiger und körperlicher Verfassung bei alten Menschen.
8. **Aphrodisiakische Therapie** (vajikarana): behandelt Störungen beim Zeugungsvorgang und schafft bessere Voraussetzungen für einen gesunden Nachwuchs.

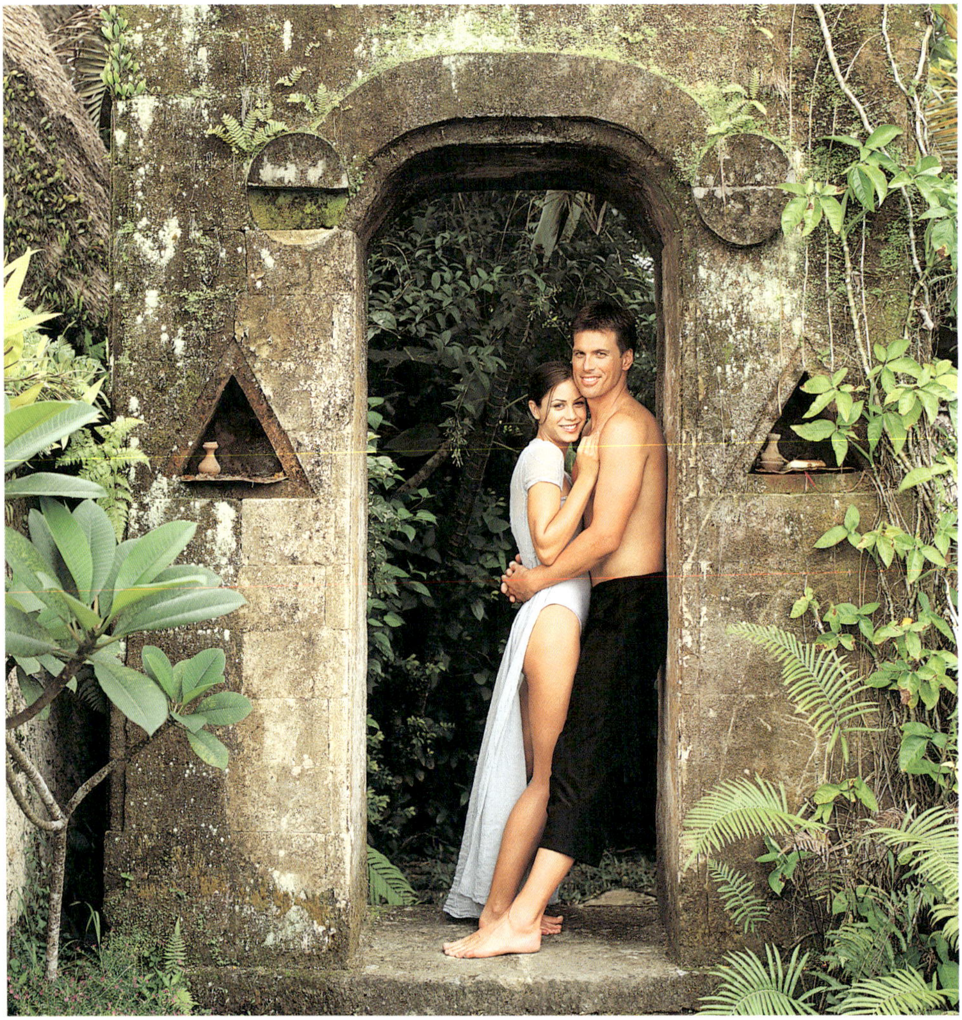

Es liegt an uns Menschen, ob wir ein Leben in Gesundheit und Glück führen, oder ob wir Krankheit und Verfall zulassen und beschleunigen. Dies ist keine Frage des Glaubens. Der Glaube wird uns auf diesem Weg nur wenig nützen. Wir müssen selbst aktiv werden, Verantwortung für unseren Körper übernehmen und jene Energie mobilisieren, die das Gleichgewicht der Kräfte in uns wiederherstellt. Ayurveda kann unser Wegweiser sein.

Eine maßgebende Maxime, die in den Veden niedergeschrieben wurde und Teil Ayurvedas geblieben ist, fordert uns auf, Ahisma (Gewaltlosigkeit) zu praktizieren. Menschen, die nach diesem Prinzip leben, verhalten sich anderen Lebewesen gegenüber so, wie sie möchten, dass sich andere Lebewesen ihnen gegenüber verhalten. Wer anderen Schaden zufügt, der schadet sich selbst, und wer anderen Lebewesen gegenüber unbarmherzig ist, der kann selbst keine Barmherzigkeit erwarten. Ein altes europäisches Sprichwort sagt: „Was du nicht willst, das man dir tut, das füg' auch keinem andern zu." Der deutsche Philosoph Immanuel Kant hat diese ethische Forderung zum Kategorischen Imperativ ausgebaut. Diese Forderungen der gegenseitigen Achtung und des Verzichts auf Gewalt findet sich in vielen Kulturen und ist ein Zeichen der Reife. Ob in einer medizinischen Heilkunde, in der Religion oder in der Philosophie, die Thematik lässt sich von verschiedenen Seiten betrachten und genauso verschieden sind die Anwendungsmöglichkeiten.

Letztlich besteht die ethische Verantwortung moderner Mediziner darin, über den eigenen Tellerrand hinauszuschauen und das Erlernte, sei es die europäische Schulmedizin oder Ayurveda, als mögliche Komplementärdisziplin für andere, anerkannte Erkenntnissysteme zu betrachten. Das Buch ist als Angebot zu sehen, das eigene, bereits vorhandene Wissen zu hinterfragen und bietet gleichzeitig Erfahrungen an, die im Sinne ganzheitlicher Medizin für die Diagnose und eine umfassende Behandlung des Patienten von Nutzen sein kann.

Physiopathologie und Diagnostik

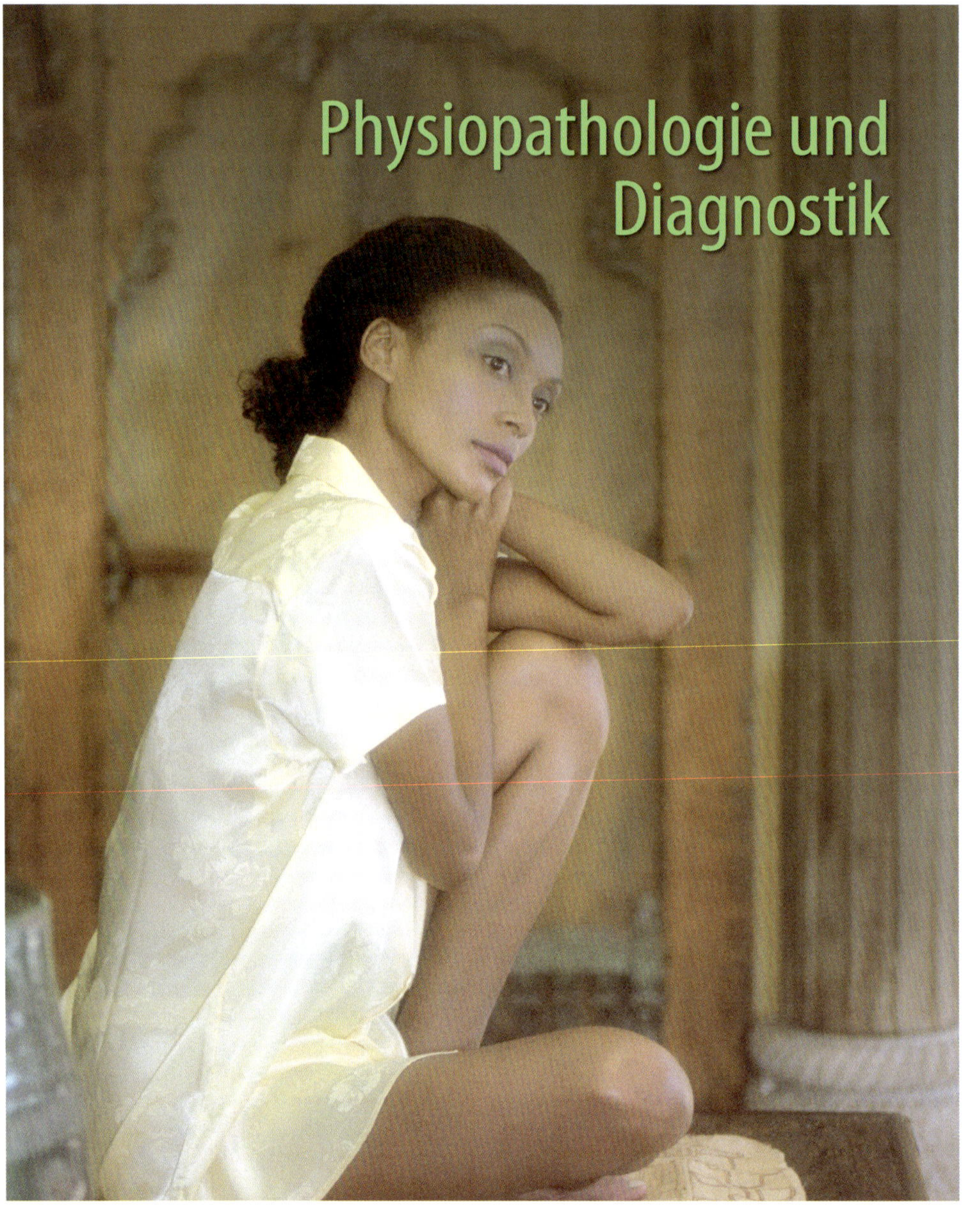

Was versteht Ayurveda unter Gesundheit und Krankheit? Was sind die drei Möglichkeiten der Krankheitsentstehung? Ist die Diagnostik im Ayurveda der westlichen Medizin ähnlich? Was ist das Prinzip der ayurvedischen Therapie? Welche frühzeitigen Maßnahmen gibt es im Ayurveda, um Krankheiten zu verhindern?

Dieses Kapitel bietet einen überblicksartigen Zugang zu den grundlegenden Prinzipien der Ayurveda-Medizin.

Trisutra-Ayurveda – drei Hauptprinzipien

Gesundheit und Krankheit hängen von der Anwesenheit oder der Abwesenheit eines balancierten Zustandes der gesamten Körperstruktur ab, einschließlich des Gleichgewichtes zwischen seinen verschiedenen Bestandteilen. Sowohl innere als auch äußere Faktoren, die Beeinträchtigungen im natürlichen Gleichgewicht verursachen, sind der Grund für Krankheiten. Dieser Verlust des Gleichgewichts kann bei unkontrollierter Nahrungsaufnahme und ungesunden Lebensgewohnheiten auftreten. Zeitliche Abnormitäten, unangemessen exzessive Beanspruchung der Sinnesorgane und dissonante Aktionen des Körpers und Geistes können ebenfalls zu einer Beeinträchtigung des Gleichgewichtes führen.

Um die Erhaltung von Gesundheit bzw. Beseitigung von Krankheit zu erreichen, wird das ayurvedische Wissen in den drei Hauptprinzipien angewendet:

- Ursachen (Hetu),
- Symptome (Linga),
- therapeutische Maßnahmen (Ausadha).

Gesundheit aus ayurvedischer Sicht

Gesundheit bedeutet, dass alle physiologischen Anteile des Körpers harmonisieren, der Mensch ausgeglichen ist und Körper und Seele im Einklang zueinander stehen.

Gesundheit aus ayurvedischer Sicht gliedert sich in sieben Teile, die wiederum in vier Ebenen zusammengefasst sind:

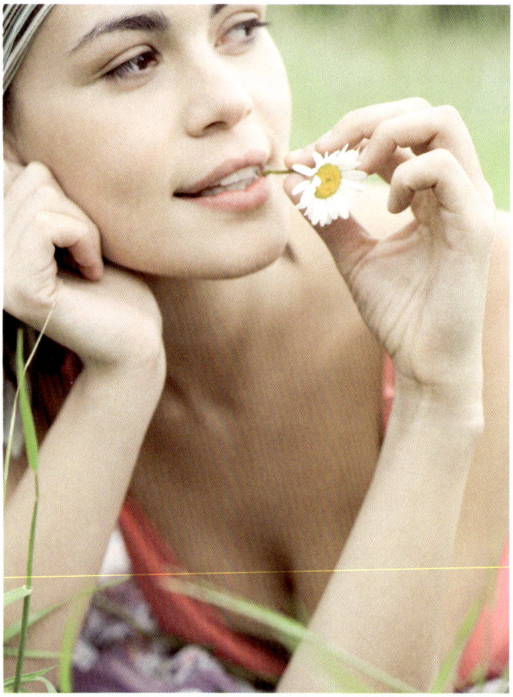

Körperliche Ebene

- Gleichgewicht der Doshas (Sama-Dosha),
- normale Funktion des Verdauungsfeuers und des Stoffwechsels (Sama-Agni),
- gute Gewebsqualität (Sama-Dhatu),
- normale Ausscheidungsfunktionen (Sama-Mala).

Sinnesebene

- Normale Funktion der Sinnes- und Handlungsorgane (Prasanna-Indriya).

Mentale Ebene

- Freude und Klarheit des Geistes (Prasanna-Manas).

Spirituelle Ebene

- Freude der Seele (Prasanna-Atma).

Krankheit aus ayurvedischer Sicht

Krankheit bedeutet Dominanz von Unwohlsein und Schmerz. Sie entsteht durch Disharmonie der drei Doshas Vata, Pitta und Kapha. Ein Ungleichgewicht der Doshas kann unterschiedliche Ursachen haben. Es kann zu einer Störung durch inadäquate Sinneseindrücke kommen. Das können einerseits zu schwache (z.B. zu wenig Hautkontakt), andererseits zu starke (z.B. zu laute Musik), aber auch negative psychische Eindrücke (z.B. Streit) sein.

Aktivitäten, die der Gesundheit nicht zuträglich sind, sind sprachlicher (mangelnde oder fehlgeleitete Kommunikation), physischer (z.B. Nichtbeachtung von Bedürfnissen, Überanstrengung) und psychischer (z.B. Angst, Wut, Eifersucht) Natur. Zuletzt haben auch Klimafaktoren Einfluss auf das Wohlbefinden. So sind extreme Hitze oder Kälte in unpassenden Jahreszeiten der Bioenergie nicht zuträglich.

Bei mentalen Erkrankungen werden folgende Ursachen als kausal gesehen:

- Übermaß an Rajas: Aktivität, Leidenschaft, Egoismus.
- Übermaß an Tamas: Unwissenheit, Trägheit, Dunkelheit.
- Wenn Denken, Fühlen und Kontrollieren falsch, zu exzessiv oder gar nicht eingesetzt werden, resultieren daraus mentale Erkrankungen.

Entstehung von Krankheit (Pathogenese)

Im Ayurveda werden drei verschiedene Wege der Krankheitsentwicklung unterschieden:

- Äußerer Weg (Bahya): Betrifft die Körperoberfläche, einfach zu behandeln.
- Zwischenweg (Madhyama): Betrifft Vitalorgane und Gelenke, schwieriger zu behandeln.
- Innerster Weg (Antah): Betrifft Verdauungs- und Atemtrakt und die assoziierten Organe, einfach behandelbar.

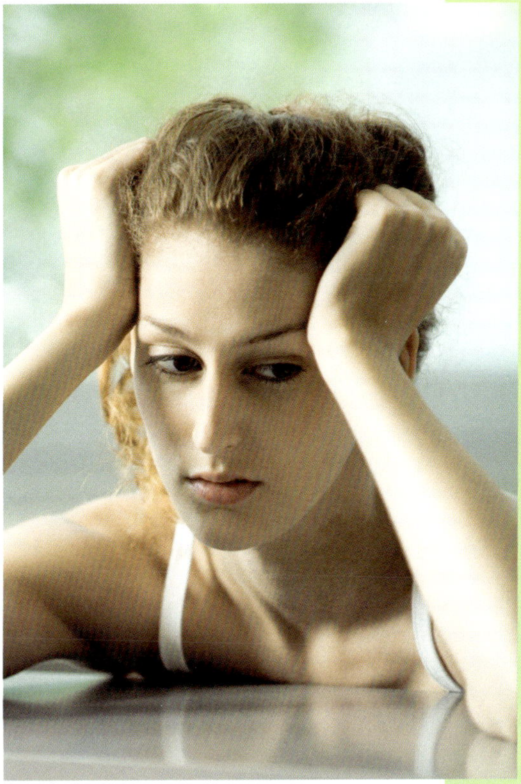

Vom Ursprung bis zum tatsächlichen Ausbrechen einer Erkrankung durchläuft der Körper einen komplexen pathophysiologischen Prozess, der in sechs Stadien unterteilt werden kann.

1. **Stadium der Akkumulation: Sanchaya**
   Stadium der Stagnation der Doshas. Symptome sind zum Beispiel Lethargie und Völlegefühl.

2. **Stadium der Provokation: Prakopa**
   Stadium des weiteren Anstiegs, mit der möglichen Ausbreitung im Körper. Nachdem Stadium 1 übergangen wurde, entsteht ein schwelender, langwierigerer Krankheitsprozess.
3. **Stadium der gesteigerten Diffusion: Prasara**
   Stadium der Ausbreitung in die verschiedenen Gewebe.
4. **Stadium der Lokalisierung: Sthana Samshraya**
   Stadium der Festsetzung. Die zuerst noch zirkulierende gestörte Bioenergie lagert sich in verschiedenen Körperteilen ab.
5. **Stadium der Manifestation: Vyakti**
   Stadium der vollen klinischen Symptomatik. Die Krankheit bricht aus und nimmt spezifische Formen an, die häufig zur Diagnose der Erkrankung führen.
6. **Stadium der Komplikationen: Bheda**
   Stadium der Termination. In diesem Stadium kommt es meist zum endgültigen Ausbruch der Erkrankungen und zum Auftreten von Komplikationen. Diese können chronische Verläufe sowie irreparable Schädigung des Körpers bedeuten.

Die ersten drei Stadien werden auch als Prodromalstadien bezeichnet. In der ayurvedischen Medizin gelingt oftmals schon hier eine präventive Vermeidung der manifesten Erkrankung. Die letzten drei Krankheitsstadien entsprechen der manifesten Erkrankung. In diesen Stadien ist die Therapie ein wesentlich komplexerer Prozess bzw. die Heilung ein deutlich schwierigeres Unterfangen.

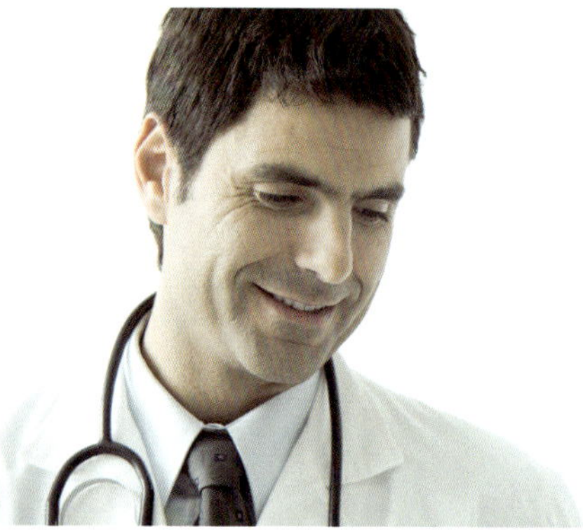

Diagnostik

Die Grundlagen der Diagnostik in der ayurvedischen Medizin sind denen der westlichen Medizin sehr ähnlich: Beobachten, Abtasten und Erhebung der Krankengeschichte. Lediglich die Methodik der Untersuchungen ist unterschiedlich. In der ayurvedischen Diagnose wird der Patient immer als ein Ganzes betrachtet.

Der Arzt zeichnet sorgfältig die internen physiologischen Charakteristika und psychischen Dispositionen des Patienten auf. Er untersucht ebenfalls andere Faktoren, wie beeinträchtigte Gewebe, die Körperseite, an der die Krankheit lokalisiert ist, die Vitalität und Resistenz des Patienten, seine Essgewohnheiten, den Zustand der Verdauung sowie soziale, ökonomische Situation und die Umwelt des Patienten. Die klassischen Untersuchungsmethoden des Ayurveda, um die physiologischen und pathologischen Verhältnisse des Patienten nach ayurvedischen Kriterien zu ermitteln, beschränken sich auf die Krankengeschichte und den Einsatz der fünf Sinne. Heutzutage werden allerdings auch moderne Verfahren zu Ergänzung der Diagnose und zum Risikoausschluss hinzugezogen. Acht Verfahren der klinischen Untersuchung, haben hierbei besondere Bedeutung:

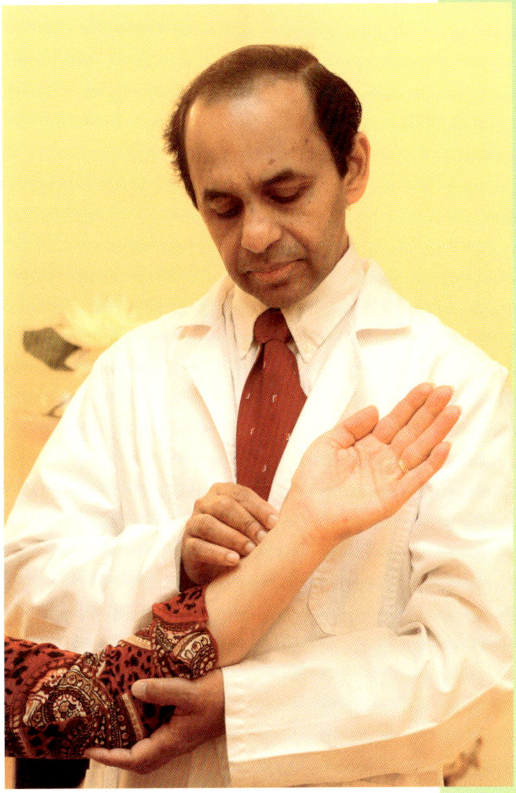

- **Pulsdiagnose:** Hierbei werden Volumen, Bewegungsart und Qualität des Pulses am Unterarm beurteilt. Sie geben Auskunft über die Bioenergien im Körper. Voraussetzung für die Richtigkeit der Interpretation sind Erfahrung und Konzentrationsfähigkeit des Behandlers!
- **Zungendiagnose:** Bei dieser Untersuchung wird sowohl Farbe als auch Oberflächenbeschaffenheit der Zunge beurteilt. Bei einer Vata-Störung fällt eine trockene, rötlich-braun verfärbte, belegte Zunge auf. Hinweisend auf eine Pitta-Störung sind dunkelrote oder gelbe Farbe

sowie bitterer Geschmack. Bei einer Kapha-Störung findet sich weißlicher Belag, eine raue Zunge sowie oftmals ein übermäßiger Speichelfluss.

- **Augenuntersuchung:** Auch Augenveränderungen weisen auf ein Dosha-Ungleichgewicht hin. Hierbei werden die Menge des Tränenflusses, die Farbe der Bindehäute, der Gesamteindruck sowie die Augensymmetrie beurteilt.
- **Auskultation und Stimme:** Von großer Bedeutung sind der Klang der Stimme sowie andere Körpergeräusche (z. B. Darmgeräusche, Atemgeräusche).
- **Abtasten und Hautbeschaffenheit:** Durch das Abtasten der Organe, der Körpertemperatur, Reflexe sowie das Untersuchen sonstiger körperlicher Auffälligkeiten (Lähmungen, Atrophien) können Rückschlüsse auf die Ursache von Erkrankungen gezogen werden.
- **Stuhl:** Bei der Stuhluntersuchung liegt das Augenmerk auf Konsistenz, Farbe, Geruch, Form und Häufigkeit. Auf eine Vata-Störung weist harter, trockener Stuhl, auf eine Pitta-Störung schwarz-gelblicher Stuhl, auf eine Kapha-Störung weißlich-schleimiger Stuhl hin.
- **Urin:** Auch der Urin wird auf Farbe, Geruch, Menge und Häufigkeit untersucht. Hierbei fällt bei Vata-Störungen verminderte, bei Kapha-Störung vermehrte Harnausscheidung auf.
- **Körperbau und Antlitzdiagnose:** Die Gesamterscheinung eines Menschen sowie der Gesichtsausdruck weisen oft auf Grunderkrankungen hin und werden zur sogenannten „Blickdiagnostik" verwendet.

Ayurvedische Therapie

Das Prinzip der ayurvedischen Behandlung ist die Erhaltung und die Förderung von Gesundheit, die Prävention und die Heilung von Krankheiten. Die Behandlung der Krankheit besteht darin, Faktoren, die das Gleichgewicht der Körperstruktur oder eines seiner Bestandteile gefährden, zu vermeiden oder zu minimieren. Hierbei finden verschiedene therapeutische Maßnahmen Verwendung: Ausleitungsverfahren (Panchakarma), die Verwendung von Heilkräutern, passende Diäten und Kuren, die das Gleichgewicht wiederherstellen, um den Körper zu stärken und ein zukünftiges Auftreten von Krankheiten zu verhindern.

Ayurveda unterteilt seine Heilverfahren in drei grundlegende Ansätze, gemäß den Ebenen der menschlichen Existenz. Gemeinhin bekannte Therapieverfahren (Ernährung, Verhalten, Pflanzenheilkunde, Ausleitungsverfahren, Manualtherapie etc.) beziehen sich auf die physische Ebene. Es handelt sich um naturheilkundliche Verfahren, die auch in anderen Heiltraditionen mehr oder weniger ausgeprägt praktiziert werden. Im Ayurveda werden sie die ‚rationalen' Therapien genannt, da sie auf der nachvollziehbaren Grundlage naturwissenschaftlicher Gesetzmäßigkeiten beruhen. Doch gehen viele Beschwerden des Menschen auch von der nicht körperlichen Ebene aus.

Zur Behandlung von psychischen Leiden hat Ayurveda eine Reihe von Konzepten und therapeutischen Maßnahmen entwickelt, die „Psychotherapie". Viele psychotherapeutische Konzepte entlehnt Ayurveda dabei aus der Yoga-Wissenschaft. Zum Beispiel die detaillierte Charakteranalyse, die Techniken zur Auflösung Leid schaffender psychischer Muster, die Sinneskontrolle sowie die körperorientierte Psychotherapie, Atemtherapie und die Entspannungs- bzw. Meditationstechniken. Der dritte und für naturwissenschaftliches Denken am schwersten nachzuvollziehende Ansatz beschäftigt sich mit denjenigen Aspekten unserer Existenz, die über die Psyche hinausgehen. Diese entziehen sich der rationalen Darstellbarkeit. Diese sogenannten „spirituellen Therapien" sind nicht auf der Grundlage herkömmlicher Naturgesetze erklärbare Therapien. Beispiele für diesen Ansatz wären Gebete, Rituale, Wallfahrten und Edelsteintherapie. Die drei Ansätze kommen nicht streng getrennt voneinander zum Einsatz, sondern eine ganzheitliche und effektive Therapie sollte stets die zweckmäßige Verknüpfung relevanter Aspekte aus allen drei Bereichen anstreben.

Zusammenfassung der Therapiemethoden:

- Ernährungs- und Ordnungstherapie,
- Verabreichung pflanzlicher, tierischer und mineralischer Präparate,
- Massagen und andere manualtherapeutische Anwendungen,
- ausleitende Verfahren, Entschlackungstherapien,
- Harmonisierungsverfahren (Lebensberatung, Entspannung),
- Bewusstseinsentfaltung (Yoga, Meditation).

Behandlungsmaßnahmen beinhalten die Verwendung von Heilkräutern, spezifischen Diäten und vorgeschriebener Routine-Aktivität (Massagen, Yoga und Meditation).

Therapie mit Pflanzen (Phytotherapie)

Die Pflanzenheilkunde ist sicher einer der größten Schätze der Ayurveda-Medizin. Über 700 Heilpflanzen werden detailliert in ihrer Wirkung beschrieben. Noch umfangreicher sind die historischen Rezeptsammlungen der Kombinationspräparate (Tees, Pillen, fermentierte Präparate, Öl-Medikamenten-Mischungen und andere Fettpräparate, medizinische Aschen). Zudem verwendet man im Ayurveda Heilmittel tierischen Ursprungs und sogar mineralische und metallische Grundsubstanzen. Letztere werden in höchst aufwändigen Verfahren gereinigt und potenziert. Diesen Teilbereich des Ayurveda nennt man die medizinische Alchemie (Rasa-Shastra). Aus ihr gehen ausgesprochen effektive Präparate hervor, allerdings sind die Herstellungsverfahren strengstens einzuhalten, um Nebenwirkungen ursprünglich giftiger Substanzen zu vermeiden.

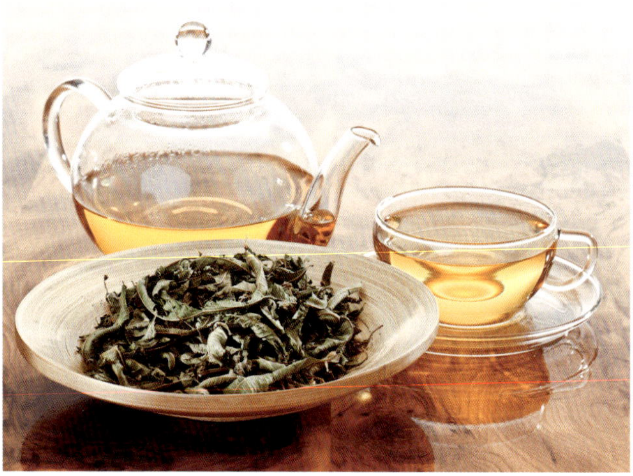

Manualtherapie

In Europa wurde Ayurveda hauptsächlich durch die Manualtherapie bekannt. Allerdings beschränken sich diese Anwendungen nicht nur auf wohltuende Ölmassagen, die im Bereich medical wellness vor allem für psychisch bedingte Leiden ihren Nutzen finden. Tatsächlich handelt es sich um eine Fülle verschiedenster Verfahren, die nach ayurvedischer Definition der Ausleitung über die Hautoberfläche dienen. Durch die differenzierte Manualtherapie lassen sich Heilimpulse vor allem auf den Bewegungsapparat setzen. Im Ayurveda verwendet man vorrangig Ölmassagen, Abreibungen, Güsse,

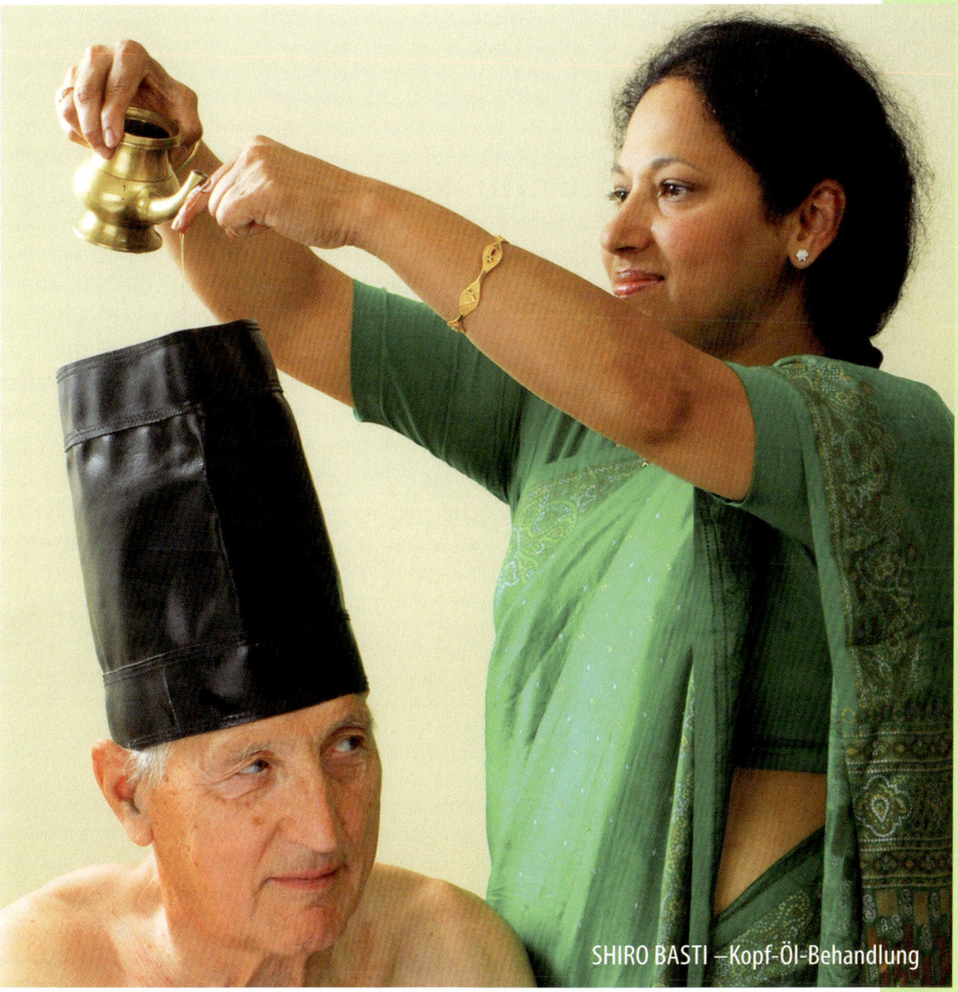

SHIRO BASTI – Kopf-Öl-Behandlung

Packungen, Auflagen und schweißtreibende Verfahren. Aber auch Dauerölanwendungen an einzelnen Organen werden genutzt. Die aufwändig hergestellten pflanzlichen Heilöle wirken unter Umgehung des Magen-Darm-Traktes über die Haut. Zudem bilden diese manualtherapeutischen Verfahren einen integrativen Teil des ayurvedischen Ausleitungskonzeptes (Panchakarma).

Ausleitungsverfahren

Die Einzigartigkeit des ayurvedischen Ausleitungskonzeptes liegt in der Kombination verschiedener Einzelverfahren. Es handelt sich um ein intelligent komponiertes System von Anwendungen, das über Jahrhunderte verfeinert wurde. Mittels eines Programms von Vorbereitung, Ausleitung und Nachbehandlung werden pathologische Akkumulationen zunächst aus Gewebe- oder Zellverbänden gelöst, dann dem Verdauungstrakt zugeführt und erst danach ausgeschieden. Verwendet werden hierfür das medizinisch induzierte Erbrechen, das Purgieren, reinigende Dekokteinläufe, nährende Öleinläufe und Reinigung von Anteilen der Nase und des Schädels durch Anwendung über die Nase. In einer Rekonvaleszenzphase werden anschließend die Körperfunktionen behutsam regeneriert. Abgerundet werden die ausleitenden Maßnahmen durch die Zufuhr geeigneter Heilmittel, die Gewebe und Zellen vitalisieren. Die Effektivität von Medikamenten ist nach der Reinigung wesentlich höher, da Zielzellen und -gewebe deutlich empfänglicher für die Heilreize sind. Somit kann auch die Dosierung der Medikamente geringer gehalten werden. Entgegen der verbreiteten Vorstellung, die Ausleitungsverfahren vermögen ausschließlich den Magen-Darm-Trakt zu reinigen, ist das Gesamtkonzept besonders nach der Vorbehandlung in der Lage, den gesamten Körper und rückkoppelnd auch die Psyche zu erneuern.

Die Bedeutung der Präventivbehandlung in Ayurveda

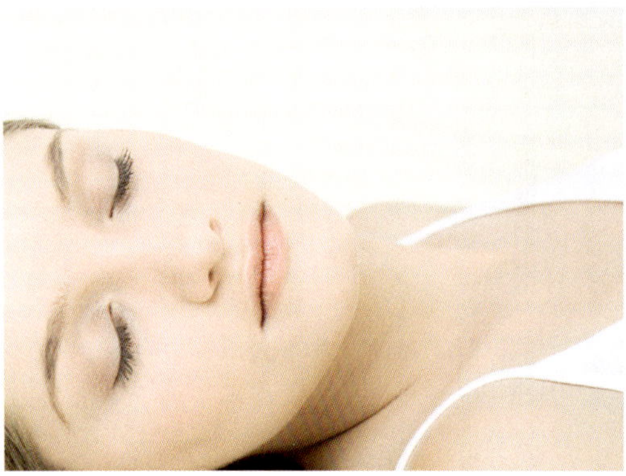

Neben der ganzheitlichen Heilung legt Ayurveda ebenso viel Wert auf die Gesundheitsförderung und die Prävention. Mithilfe des Pathogenese-Konzeptes (Entstehungsstadien von Krankheiten) wird die Früherkennung von Krankheiten möglich und kann zudem mithilfe der Konstitutionslehre individuell betrieben werden. So lassen sich frühzeitig vorbeugende Maßnahmen ergreifen, um die Manifestation von Erkrankungen zu verhindern.

Ayurveda und Konstitution

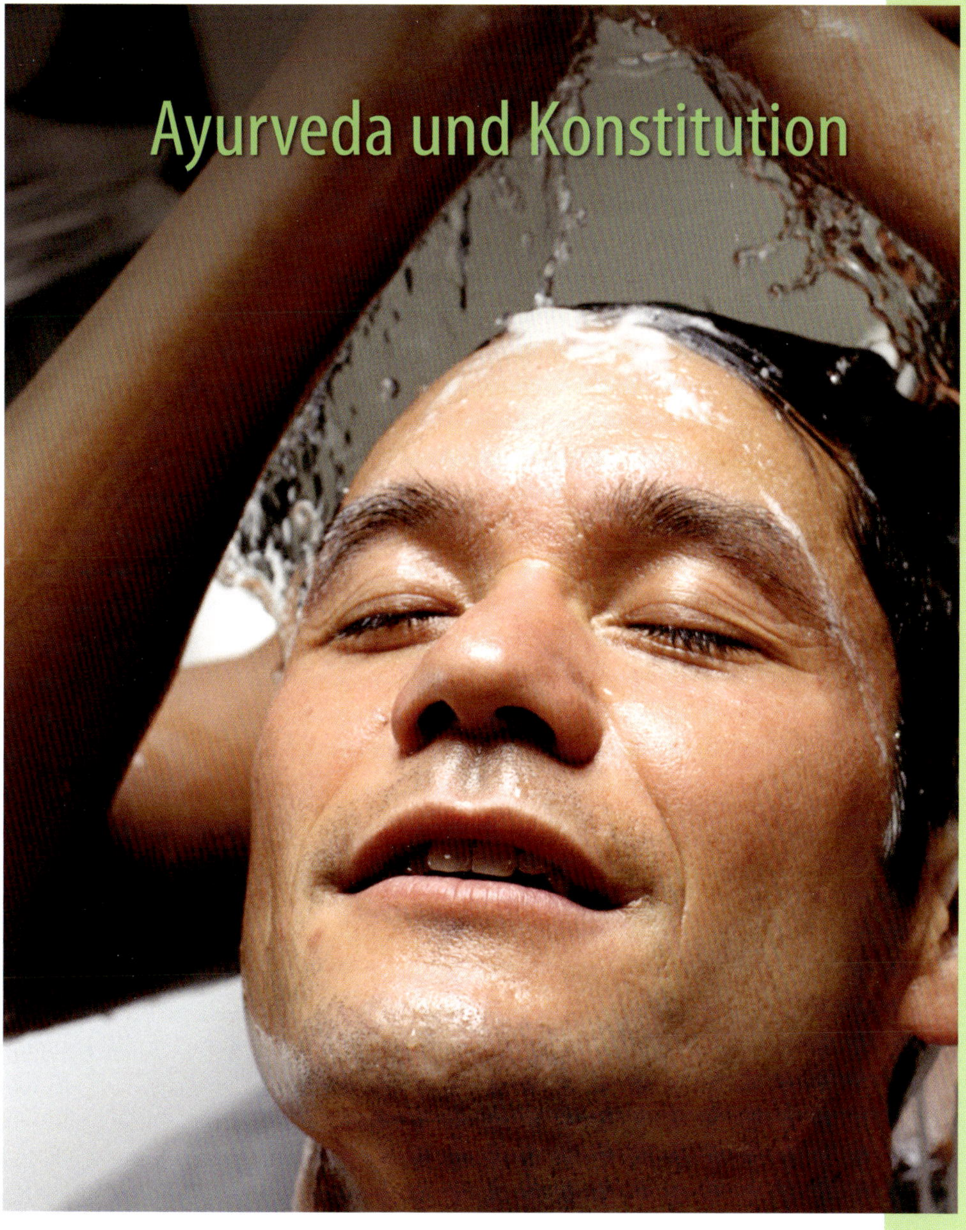

Im Ayurveda werden zwei Arten von Konstitutionen unterschieden:

- **die körperliche Konstitution** (Doshas – Vata, Pitta und Kapha),
- **die geistige Konstitution** (Gunas – Sattva, Rajas und Tamas).

Körperliche Konstitution

Die körperliche Konstitution (Dosha) wird in die folgenden drei Energieformen geteilt:

- **Vata-Energie** ist die Bewegungsenergie (kinetische Energie). Es steht für die Bewegung und Empfindung des Körpers, steuert die Nervenaktivität, die Ausscheidung und die Atmung. Vata-Energie ist zuständig für den Transport von Nähr- und Sauerstoff und die Abfuhr der Ausscheidungsprodukte.

  Vata ist zusätzlich zuständig für den Abbau des Gewebes und wird als katabolische Energie bezeichnet. Diese Energie ist häufig bei älteren Menschen anzutreffen. Im zunehmenden Alter steigen die Vata-Energien. Dadurch wird der Alterungsprozess verursacht.
- **Pitta-Energie** beeinflusst alle Stoffwechselaktivitäten des Körpers und steht für Wärme. Sie reguliert die Verdauung, die Wahrnehmung und den Hormonhaushalt. Diese Energie ist bei Erwachsenen am stärksten ausgebildet.
- **Kapha-Energie** steht für Struktur gebende Aspekte der Physiologie und reguliert die natürliche Widerstandskraft. Sie hat Einfluss auf die Körpergestalt. Kapha-Energie ist anabolisch, aufbauend und für das Wachstum zuständig. In der Kindheit ist Kapha-Energie am stärksten ausgebildet.

Vata-Dosha ist am anfälligsten und Kapha-Dosha hingegen am geringsten. Ein guter Gesundheitszustand zeichnet sich durch ein ausgeglichenes Verhältnis der Doshas zueinander aus. Bei einer Störung können jedoch Unwohlbefinden und in späterer Folge Krankheiten entstehen.

Alle Menschen haben diese drei Doshas, jedoch sind die Eigenschaften bei jedem verschieden stark ausgeprägt. Somit entstehen verschiedene Mischtypen. Die Verteilung dieser Eigenschaften ist genetisch determiniert.

Die Kunst der ayurvedischen Diagnose liegt darin, diese Konstitution zu bestimmen.

Bei einer Störung des Gleichgewichtes sollten die Konstitutionstypen auch in ihren Variationen klar erkannt und das Missverhältnis zwischen den Doshas bestimmt werden können.

Die drei Doshas sind grundsätzlich in jeder Körperzelle zu finden, dennoch wird ihnen ein funktioneller Hauptsitz in bestimmten Regionen des Körpers zugeordnet.

Lokalisierung der Doshas

Der Hauptsitz von Vata ist im Dickdarm, Unterbauch, in der Beckenregion und in den Knochen.

Bei Pitta ist die Lokalisierung im Dünndarm und in der mittleren Bauchregion gegeben.

Und bei Kapha ist der Hauptsitz im Brustkorb, besonders in den Atemwegen und vor allem im Magen.

In der ayurvedischen Therapie werden diese Hauptsitze genutzt, um übermäßige Doshas auszuleiten, etwa bei einer übermäßigen Vata-Störung, hier wird der Dickdarm mit ayurvedischen Kräutereinläufen gereinigt.

Bei Pitta-Störungen wird der Dünndarm mit Abführmitteln gereinigt.

Bei Kapha-Störungen wird eine Brechtherapie angewendet.

So wie sich nach ayurvedischer Überzeugung alle Materien aus den Ele-

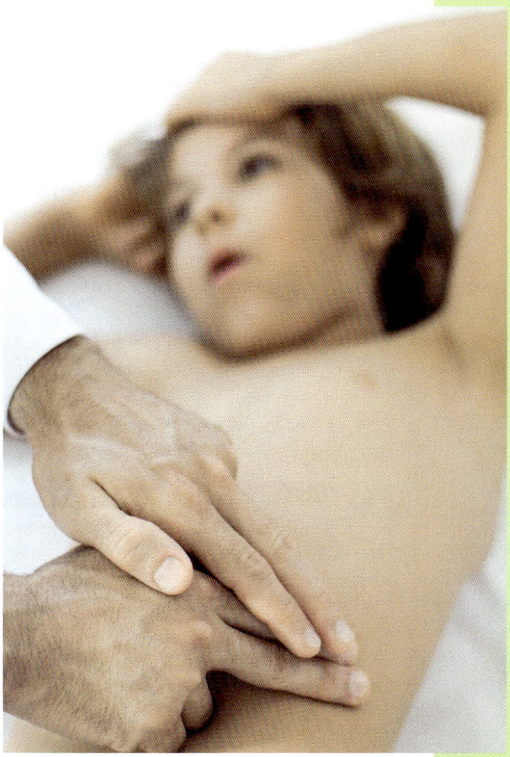

menten zusammensetzen, bestehen auch die Doshas aus fünf Elementen. Die Zusammensetzung der Doshas aus den Elementen lautet wie folgt:

Vata: Raum (Äther) und Luft

Pitta: Feuer und Wasser

Kapha: Wasser und Erde

Eigenschaften der Elemente

Raum/Äther (Akasha)

Die wichtigste Eigenschaft des Raums ist der fehlende Widerstand. Unter Raum wird auch Lebensraum verstanden. Durch ihn können wir leben und kommunizieren. Er steht für Frieden und Freiheit, erweitert unser Bewusstsein. Durch ihn werden Liebe und Mitgefühl übertragen. In ihm verspüren wir aber auch das schmerzhafte Abgetrenntsein und die Leere. Das ihm zugeordnete Sinnesorgan ist das Gehör, die körperlichen Entsprechungen sind die Hohlräume im Mund, in der Nase, im Magen-Darm-Trakt und in den Atemorganen.

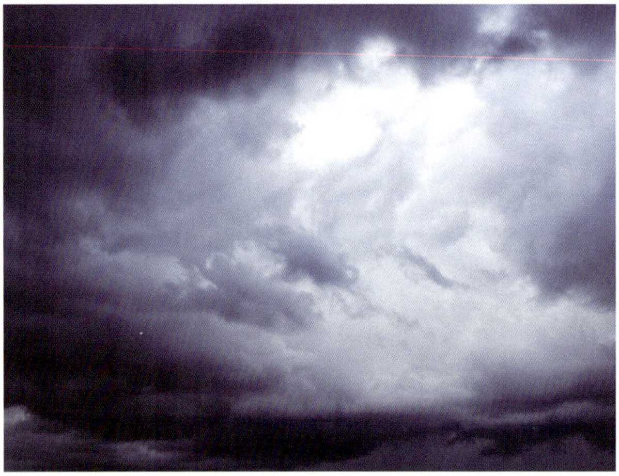

Luft (Vayu)

Durch Luft wird die Bewegung manifestiert, im menschlichen Körper die Bewegung der Muskeln, im Herzschlag, im Ein- und Ausatmen und in der Bewegung der Magenwand. Das Element Luft steuert die Motorik der Nervenbahnen, auch der Fluss der Gedanken, das Verlangen und die Wünsche sind durch die Luft bestimmt. Die Eigenschaften sind beweglich, leicht, kalt, rau, fein, trocken und durchdringend. Das zugeordnete Sinnesorgan ist die Haut und betroffen daher der Tastsinn. Das Element Luft steht für Glück, Freude und Erregung. Zusammen mit dem Raum ist die Luft für Nervosität, Angst, Furcht und Unsicherheit zuständig.

Feuer (Tejas)

Wichtigste Eigenschaften sind heiß, trocken, scharf, durchdringend und leuchtend. Nahrungsaufnahme und Assimilation, Erhaltung der Körperwärme sind Charakteristika des Feuers, das auch für Intelligenz steht. Die entsprechenden Sinnesorgane sind die Augen. Es ist wichtig für das Verständnis, für Erkennen und Verstehen. Aber auch Hass, Neid, Wut und Ehrgeiz stehen im Zeichen des Feuers.

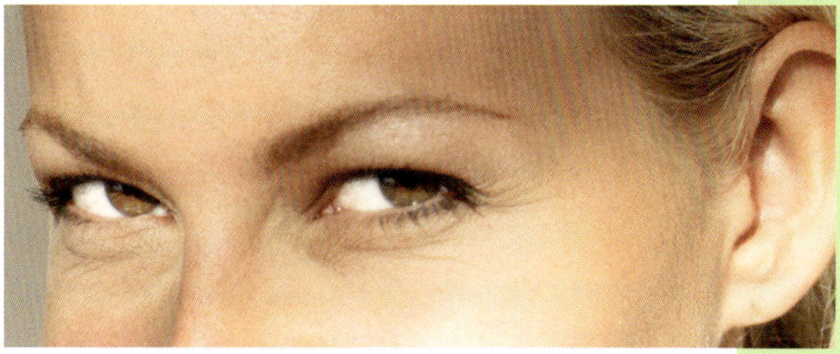

Wasser (Jala)

Wichtigste Eigenschaften sind fließend, schwer, weich, zäh, kalt, dicht und zusammenhängend. Mit dem Wasser wird der Geschmackssinn in Verbindung gebracht. Ohne Feuchtigkeit kann die Zunge nicht schmecken. Im menschlichen Körper ist es in den Absonderungssäften der Verdauungsorgane und in den Speicheldrüsen, sowie in den Schleimhäuten, im Blut- und Zellplasma, im Blut, in den Lymphen, im Fett, Urin und Schweiß enthalten. Wasser steht für Liebe, Zufriedenheit und Mitgefühl. Negative Eigenschaften: es erzeugt Durst, Ödeme und Fettleibigkeit.

Erde (Prithvi)

Wichtigste Eigenschaften sind schwer, langsam, hart, fest, stabil, grob und unbeweglich. Alle festen Bestandteile des Körpers sind erdverbunden. Der Geruchssinn wird der Erde zugerechnet. Das Element Erde steht für Wachstum und Unterstützung, Festhalten an Dingen und Menschen sowie Gier, Depressionen und mangelnde Standfestigkeit.

Körperliche und geistige Eigenschaften von Vata

Allgemeine Körpermerkmale

Vata-Menschen sind schlank oder schmal und zart im Körperbau. Sie haben trockene, rissige und kalte Haut. Vata-Menschen haben oft dunkle Haare. Die Augen sind braun oder dunkelbraun. Die Wangenknochen sind ausgeprägt, die Lippen trocken und rissig. Die Zähne sind ungleichmäßig und kälteempfindlich. Vorherrschende Geschmacksempfindung sind bitter und herb. Die Nägel sind unregelmäßig, spröde und brüchig.

Die Körperproportionen sind unregelmäßig. Arme und Beine sind dünn, bei hervorstehenden Venen und Knochen. Vata-Finger und Zehen sind schmal. Die Gelenke sind trocken. Der Stuhl ist trocken und hart. Sie leiden auch öfters an Blähungen und Verstopfungen. Urin und Harn ist zumeist in geringen Mengen vorhanden, die Konsistenz ist schäumlich. Vata-Menschen schwitzen sehr wenig.

Sie sind schnell beim Sprechen, wechseln häufig die Themen und neigen zu Neid und Eifersucht. Vata-Menschen erfassen und begreifen schnell, sind aber auch vergesslich. Ihr Auftreten erscheint hektisch, ihre Bewegungsabläufe sind schnell.

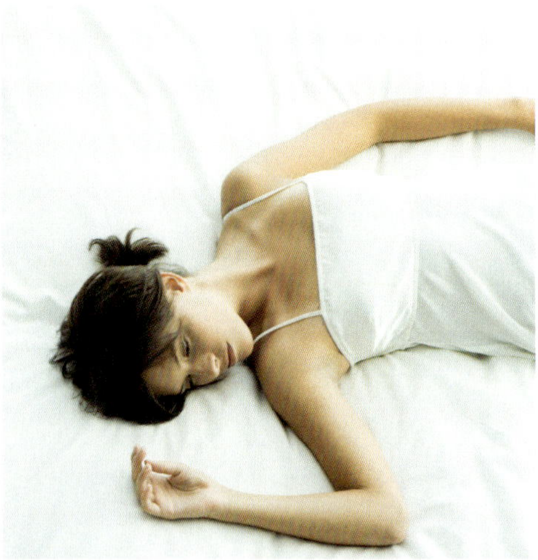

Vata-Menschen haben einen unregelmäßigen, von Albträumen durchsetzten Schlaf. Sie sind kommunikativ, lieben Musik und leichte Literatur. Ihre Hobbys sind sehr oft Reisen und Wandern.

Ihre Beziehungen beginnen ziemlich spontan, sind aber zumeist nicht langlebig. Vatas haben ein starkes Sexualverlangen, sie sind aber in der Leistung schwach.

Bei weiblichen Vatas sind die Menstruationen unregelmäßig. Sie leiden während der Periode an Unterleibskrämpfen.

Weiters ist eine Anfälligkeit für psychische Erkrankungen zu bemerken.

Ihr Appetit ist schwankend. Bei übermäßigem Essen leiden sie unter Verdauungsproblemen und auch öfters an Verstopfungen.

Vata-Menschen kennen Nachhaltigkeit und Ausdauer als Charaktereigenschaft kaum. Ihre Energien sind schnell aufgebraucht. Sie sind aber kreativ und künstlerisch begabt, gesellig und kommunikativ. Sie neigen zu Zornausbrüchen, sind reizbar, machen sich leicht Sorgen und werden von Ängsten heimgesucht.

Verhaltensregeln für Vata-Menschen

Um eine Vata-Störung zu vermeiden, sind die folgenden Regeln einzuhalten:

- Vatas benötigen eine warme Umgebung, da sie sehr kälteempfindlich sind.
- Sie brauchen eine ausgeglichene und harmonische Lebensweise.
- Das Essen sollte warm und leicht verdaulich sein. Die Verdauungskraft ist schwach, dadurch ist ein übermäßiger Konsum von Rohkost nicht empfehlenswert.
- Genügend Schlaf ist erforderlich.

Körperliche und geistige Eigenschaften von Pitta

Allgemeine Körpermerkmale

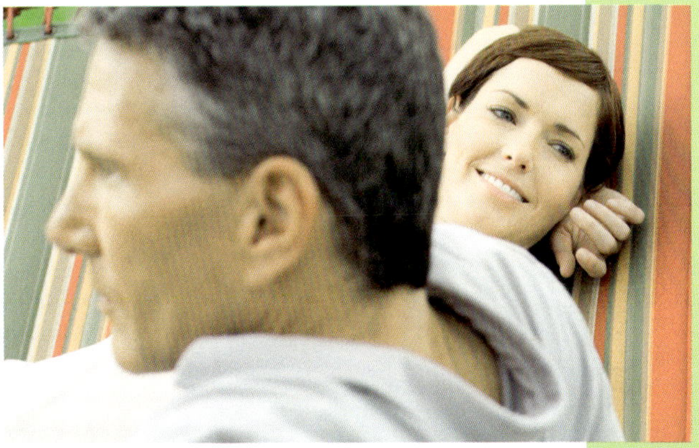

Pitta-Menschen sind zumeist mittelgroß. Die Haut ist warm und feucht. Sie sind auch an einer verstärkten Muttermalbildung erkennbar, neigen zu Sommersprossen und Pickelbildung. Die Haare sind braun, ergrauen sehr früh und neigen zu Ausfall. Die Augen sind oft gerötet. Im Mund bilden sich faulige Geruchspartikel.

Die Gelenke sind durchschnittlich ausgebildet. Die Nägel sind weich und rosig. Sie haben guten Appetit und starken Durst.

Pitta-Menschen schwitzen viel und entwickeln dabei unangenehme Gerüche. Der Urin ist zumeist gelb und der Stuhl voluminös und locker.

Sie verfügen über ein gutes verbales Ausdrucksvermögen, sprechen fließend und treten überzeugend auf.

Pittas zeigen bei Widerstand ein aggressives Verhalten, neigen zu Zornausbrüchen und agieren oft aufbrausend. Sie verfügen über ein überdurchschnittliches Auffassungsvermögen, eine hohe Intelligenz und ein gutes Gedächtnis. Pitta-Menschen sind gute Kämpfer, Sportler und Politiker.

In ihrer Traumarbeit erscheinen Farben, Feuerausbrüche und Blitze. Pittas sind empfindlich gegen Hitze und Sonne.

Ihr Sexualverhalten ist dominant, ihre dabei erwiesene Leistung durchschnittlich.

Verhaltensregeln bei Pitta-Menschen

Um eine Pitta-Störung zu meiden, sind die folgenden Regeln einzuhalten:

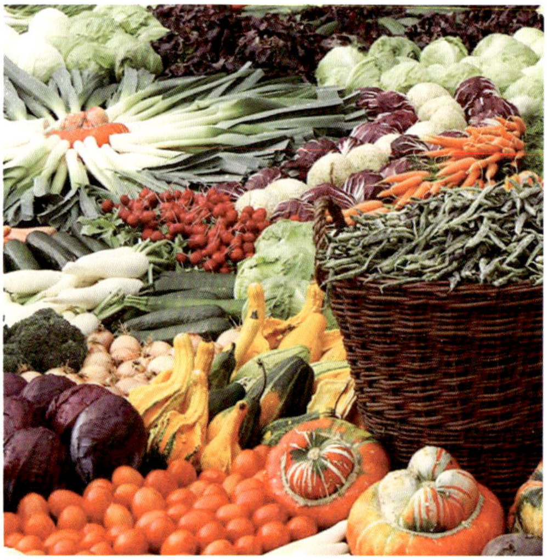

- Pittas benötigen eine beruhigende, soziale und kühle Umgebung.
- Übermäßigte Hitze sollte vermieden werden.
- Starke Konflikte und Auseinandersetzungen sind zu meiden.
- Empfohlene Nahrungsmittel sind Früchte, Gemüse, kühle, süße und bittere Speisen.
- Rohkosternährung ist vorteilhaft.
- Säurebildende Nahrungsmittel sind stark zu reduzieren, da Pitta-Menschen zu Übersäuerung neigen.

Körperliche und geistige Eigenschaften von Kapha

Allgemeine Körpermerkmale

Kapha-Menschen verfügen über einen gut ausgebildeten, fettig-korpulenten Körperbau und sind meist gut aussehend. Die Haut ist sehr kalt und feucht und ihre Hautfarbe ist hell. Ihre Haare sind gelockt und wellig. Das Gesicht ist breit, die Lippen fest. Die Gelenke sind gut entwickelt. Die Hände und Beine sind meist stark ausgebildet, ihre Temperatur fühlt sich kühl an. Die Nägel sind glatt und groß.

Sie schwitzen wenig. Der Urin ist in einer durchschnittlichen Menge vorhanden. Der Stuhl ist gut geformt und weich. Sie haben einen konstanten Appetit und wenig Durst. Kaphas sprechen langsam und bleiben konzentriert beim Thema. Die Abwehrkraft ist sehr gut ausgebildet.

Sie sind beständig, geduldig, tolerant, treu, religiös und respektvoll gegenüber ihren Mitmenschen. Emotional sind Kaphas stabil und ruhig. Sie haben eine hohe Intelligenz und ein ausgeprägtes Gedächtnis. Kaphas schlafen lang und tief. Ihre Träume kreisen um das Element Wasser. Daher sind sie meist gute Wassersportler. Kapha-Menschen sind empfindlich gegen Kälte und anfällig für Übergewicht und Diabetes. Ihr Sexualverhalten ist ausgeprägt und leistungsstark.

Verhaltensregeln für Kapha-Menschen

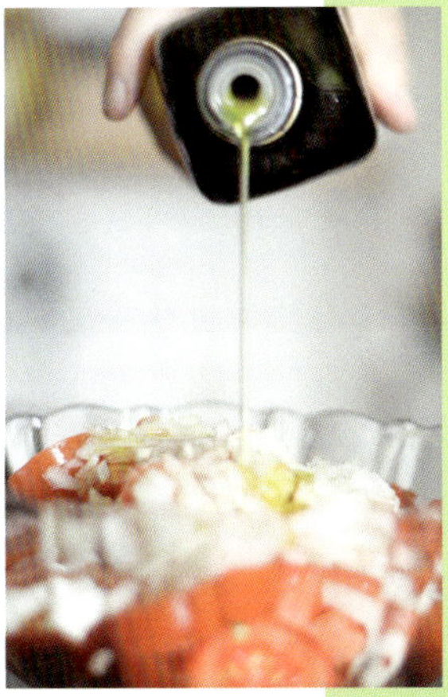

Um eine Kapha-Störung zu meiden, sind die folgenden Regeln einzuhalten:

- Kaphas benötigen ein aktives und kreatives Leben sowie ein harmonisches Berufsumfeld.
- Warme, trockene, scharfe und bittere Speisen sollten konsumiert werden.
- Fett- und ölhaltige Speisen sind zu empfehlen.
- Süße, salzige und saure Speisen sollten reduziert werden.
- Bei der Ernährung ist ein Anteil von zirka 80 % Rohkost zu empfehlen.

Die geistige Konstitution

Die geistige Konstitution wird in drei Gunas eingeteilt: Sattva, Rajas und Tamas.

Sattva steht für Bewusstsein und Intelligenz, gleichförmig, ruhig, klar, rein, gewaltlos, religiös, freundlich, liebevoll, ehrlich und respektvoll. Sattvas folgen der ethischen Lebensweise. Sie sind immer positiv eingestellt.

Sie benötigen wenig Schlaf, sind kreativ und bescheiden.

Sie ziehen hauptsächlich vegetarische Nahrungsmittel vor und konsumieren wenig Fleisch. Sattvas sind selten krank.

Rajas steht für Bewegung, Aktivität, erregbar, wild, aber auch liebevoll und freundlich, solange Rajas-Menschen die Verwirklichung ihrer Interessen befriedigt sehen. Sie sind in erster Linie egoistisch und ehrgeizig. Die freundschaftlichen Verhältnisse werden für den eigenen Nutzen gepflegt.

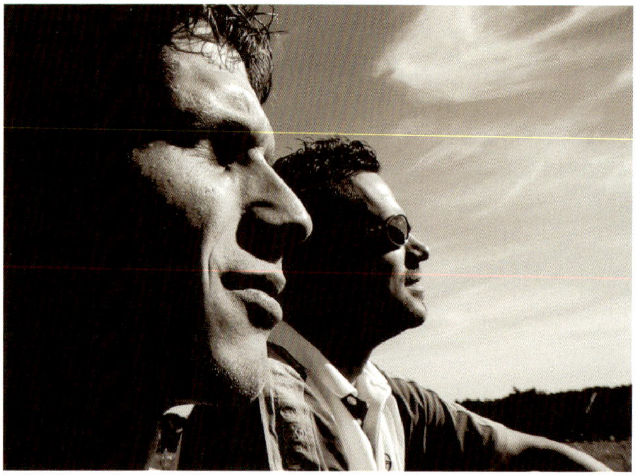

Rajas lieben Macht und Führungspositionen. Sie werden schnell aggressiv und leiden unter Angst vor dem eigenen Versagen. Sie stehen oft unter Stress und sind schnell erschöpft.

Als hauptsächliche Nahrung bevorzugen sie Fleisch. Rajas tendieren zum Alkoholkonsum.

Tamas steht für die Kraft, die beiden (Rajas und Sattva) widersteht, schwer und dunkel, mangelnde Intelligenz. Tamas-Menschen neigen zu Depressionen und Faulheit. Ihre Lieblingsbeschäftigungen sind Essen und Schlafen. Schon die geringste Anstrengung führt zu Ermüdungserscheinungen. Tamas lieben Sex. Sie sind gierig, besitzergreifend und habsüchtig. Verdorbene und wieder aufgewärmte Lebensmittel sind typisch für die Tamas-Essgewohnheiten. Sie sind grundsätzlich krankheitsanfällig.

Die **körperliche Konstitution** (Doshas) ist genetisch fixiert. Jeder Versuch eines Eingriffes oder einer Veränderung führt zu einer Störung des Gleichgewichtes, zu Unwohlbefinden und in späterer Folge zu Krankheiten.

Aber die **geistige Konstitution** (Gunas) ist beeinflussbar. Ein Ziel Ayurvedas ist es, die geistige Konstitution von Tamas und Rajas verstärkt in Richtung Sattva umzuleiten. Dieses Ziel erreicht man durch ein intaktes Familienleben, selbständiges Weiterentwickeln des eigenen Bildungsstandards, einen guten Freundeskreis und sattvische Ernährung.

Bestimmung der körperlichen und geistigen Konstitution

Um die Konstitution des Menschen zu bestimmen, benötigt man ein größeres Potential an Erfahrungswerten und Übung in der ayurvedischen Praxis.

Die angeführte Tabelle ist eine geeignete Unterstützung, um die körperliche und geistige Konstitution zu bestimmen.

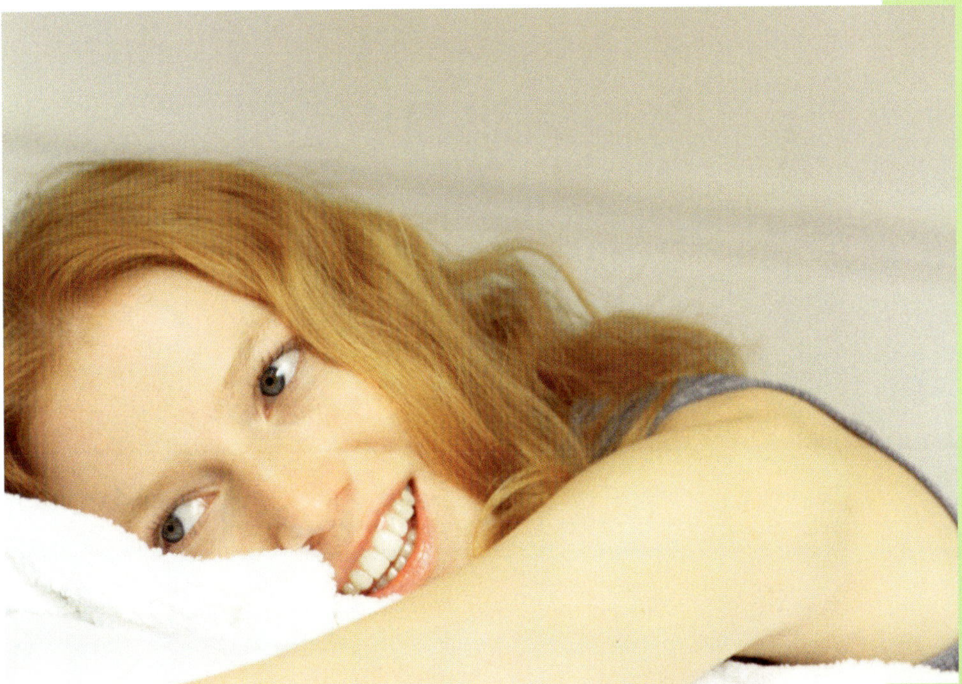

Konstitutionsbestimmungstabelle

Mit Hilfe dieser Gegenüberstellung wird die Bestimmung der Konstitutionstypen erleichtert.

Bitte kreuzen Sie bei allen Fragen nur jeweils eine und für Sie am ehesten zutreffende Antwort an.

		A		B		C
Körperbau	schlank		mittel		gut entwickelt	
Haut	trocken, kalt		feucht, warm, Sommersprossen		weich, geschmeidig	
Haare	dünn, trocken, wenig		leicht fettig, braun, frühes Ergrauen, Haarausfall		dicht, schwarz, gelockt	
Nägel	brüchig, trocken		fein, länglich		dick, regelmäßig	
Zähne	unregelmäßig, von unterschiedlicher Größe		regelmäßig, von mittlerer Größe		regelmäßig, groß	
Gesicht	hervorstehende Wangenknochen		Falten, schlaffe Haut		ölig, breit	
Lippen	trockene und rissige Lippen		mittelgroße Lippe mit rötlicher Farbe		feste Lippen	
Oberkörper Arme	schmal, klein, flach		mittelmäßig ausgebildet		breit, fest, gut entwickelt	
Beinen und Füße	dünn, hervorstehende Venen, trocken		mittelmäßig ausgebildet, warm, feucht		rund, dick, fest	
Gelenke	trocken, knackend		mittelgroß, locker		groß, fest, gut geschmiert	

		A		B		C
Appetit	schwankend		stark		regelmäßig, aber mäßig	
Nahrungs-aufnahme	unregelmäßig		viel		regelmäßig, weniger	
Bevorzugte Nahrung	leicht, warm, süß		reichhaltig, kalt		heiß, bitter, sauer	
Verdauung	schwach		schnell		träge	
Durst	wenig		sehr viel		mäßig	
Stuhlgang	trocken, hart, verstopft		weich, gelblich		regelmäßig, gut geformt, fettig	
Urinalgang	wenig		viel		sehr wenig	
Schweiß	kaum, kein Geruch		viel, mit unangenehmem Geruch		mittel	
Sprache	leise, schwatzt gerne		flüssig, über-zeugend, selbst-bewusst		langsam, beruhigend, deutlich	
Schlaf	gestört		leicht bis mittel		tief, lang	
Sexualität	zwischen sehr entsagt bis extrem aktiv schwankend		moderat		stark	
Gewicht	leicht		mittel		schwer	
Gedächtnis	Kurzzeit-gedächtnis		gut		Langzeit-gedächtnis	
Auffassungs-gabe	schnell		gut		langsam	
Willenskraft	gering		gut		maximal	

		A		B		C
Mentale Stabilität	instabil		mittel		maximal	
Selbstbewusstsein	gering		mittel		maximal	
Toleranz	minimal		mäßig		maximal	
Beziehungen	wenig Freunde, oft wechselnde Beziehungen		mäßige Freunde, gute Freundschaft		viele, gute Freunde, stabile Freund- und Feindschaften	
Hobby	feines Gehör, Musik, tanzen, reisen, wandern		Augenmensch, Liebe zu Farbe und Malerei, Sport, Politik		Wassersport	
Emotionen	ängstlich, ungeduldig, instabile Gefühlswelt		ärgerlich, zornig		geduldig, tolerant, treu, zufrieden, religiös	
Träume	Albträume vom Fliegen und Klettern		Feuer, Blitze, Gold, rote und gelbe Blumen		verschieden, Gewässer mit Wasserpflanzen und Vögel	
Reichtum	geringer Wohlstand		durchschnittlicher Wohlstand und Besitztümer		exzellenter Reichtum und viel Besitz	
Tiervergleich	Hund, Hase, Ziege		Tiger, Schlange, Katze		Kuh, Elefant, Schwein	
Krankheiten	anfällig, Schmerzen, Arthritis, Nervenkrankheiten		Fieber, Entzündungen		Verdauungsschwäche, Fettleibigkeit, Erkältungen, Schleimbildung, Asthma	
Resultat	**Vata-Typ**		**Pitta-Typ**		**Kapha-Typ**	

Zählen Sie nun alle Kreuze zusammen. Die höchste Anzahl gibt Ihnen Auskunft über Ihren Konstitutionstyp.

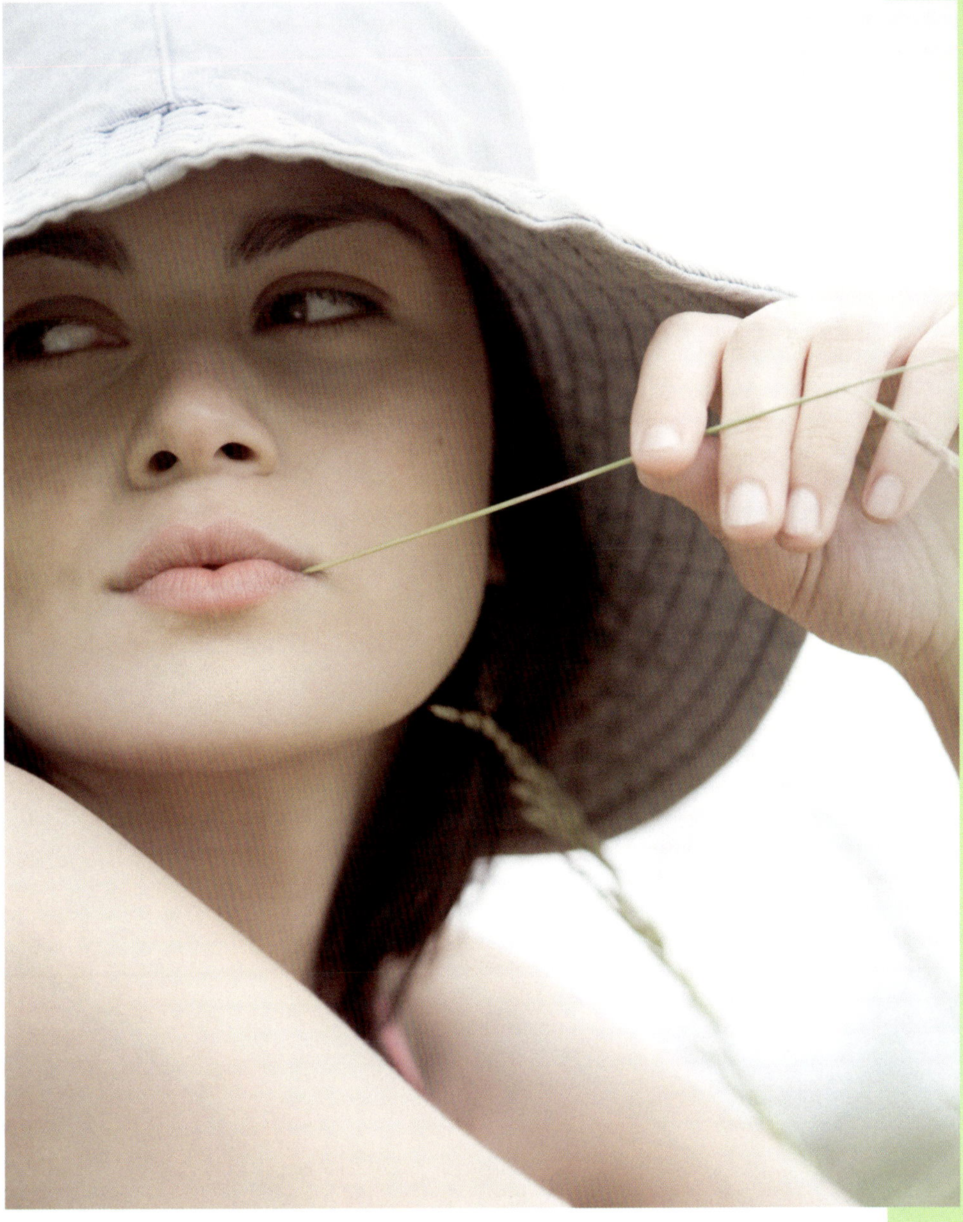

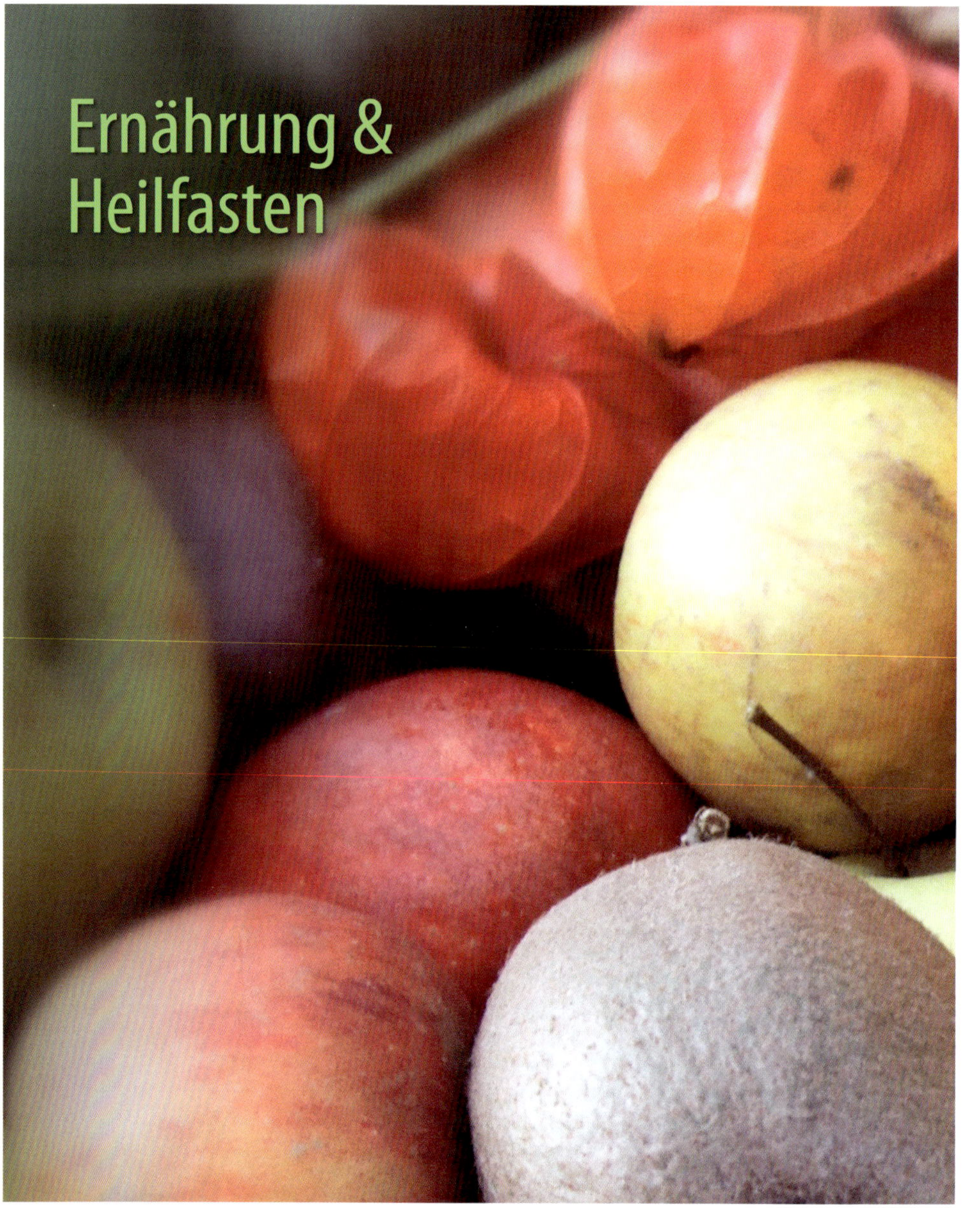
Ernährung &
Heilfasten

„Gesunde Nahrungsmittel und Getränke, deren Aussehen, Geruch, Geschmack und Konsistenz tadellos sind, werden von den Experten aufgrund eindeutiger Beobachtung in ihrer Wirkung als die Lebensessenz der belebten Wesen angesehen. Wenn sie auf beschriebene Weise eingenommen werden, so sind sie der Brennstoff für das innere Feuer (Agni), fördern die guten Qualitäten des Geistes, stärken den Körper und die Gewebebestandteile, verleihen Ausstrahlung und befriedigen die Sinne.

Wenn man sich nicht gemäß der Regel ernährt, so entsteht Krankheit."

Caraka-Samhita, Sutrasthana XXVII.3

Die richtige und ausgewogene sowie individuell angepasste Ernährung ist aus ayurvedischer Sicht eine der wichtigsten Grundlagen für die Erhaltung der Gesundheit. Ein ganz besonderer Schwerpunkt lautet, gehaltvolle Nahrungsmittel zu konsumieren und vor allem beim Essen Stress zu vermeiden.

Einerseits sollen Verträglichkeiten und Unverträglichkeiten von Nahrungsmitteln, aber auch persönliche Vorlieben berücksichtigt werden. Genuss und Gesundheit schließen sich nicht aus. Wichtig ist vor allem aber, dass der Mensch lernt, wieder ein natürliches Gefühl für die richtigen Speisen und die richtige Nahrungsmittelmenge für sich selbst zu finden. Ayurveda ist eine Heilkunde, die auf individuelle Bedürfnisse und Wünsche einzugehen vermag. Auch sind nicht für jeden Menschen die gleichen Nahrungsmittel geeignet. Der Mensch soll mit all seinen Neigungen, Fähigkeiten und Anlagen als Individuum gesehen werden, dem ein gewisser Grundfahrplan zur gesunden Ernährung zur Verfügung gestellt wird.

Generell gelten warme, lange gegarte Gerichte als leichter verdaulich als kalte oder rohe Mahlzeiten. Auch die ayurvedischen Gewürzmischungen unterstützen die Verdauung und den Stoffwechsel des Körpers. Aber auch hier gilt der Grundsatz der ausgewogenen und individuell abgestimmten Ernährung.

Einen zentralen Faktor unserer Verdauung stellt „Agni", das Verdauungsfeuer dar. Um Agni nicht in Ungleichgewicht zu bringen, empfiehlt es sich, auf Nahrungsmenge und Essabstand zu achten. Getränke sollten nicht eine Stunde vor und nach dem Essen konsumiert werden, um Agni nicht zu löschen.

Auch sollte die Nahrung saisonal und biotypologisch angepasst sein. Das heißt, dass es auch durch das Essen gilt, die drei Doshas (Vata, Pitta, Kapha) im Gleichgewicht zu halten.

Jeder Mensch ist nach Konstitution (Krankheitstendenz) entweder ein Vata-, ein Pitta- oder ein Kapha-Typ, was auch die Nahrungsmittelauswahl beeinflussen sollte.

Der Tageszyklus der Doshas wird alle vier Stunden verändert. Kapha dominiert morgens und abends (06.00–10.00 Uhr vormittags und 18.00–22.00 Uhr abends). Pitta dominiert mittags und um Mitternacht (10.00–14.00 Uhr und 22.00–02.00 Uhr früh). Vata dominiert bei Sonnenaufgang und bei Sonnenuntergang (02.00–06.00 Uhr früh und 14.00–18.00 Uhr abends).

Die Hauptmahlzeit sollte während des Tages zur Pitta-Zeit eingenommen werden, also zwischen 10.00 und 14.00 Uhr.

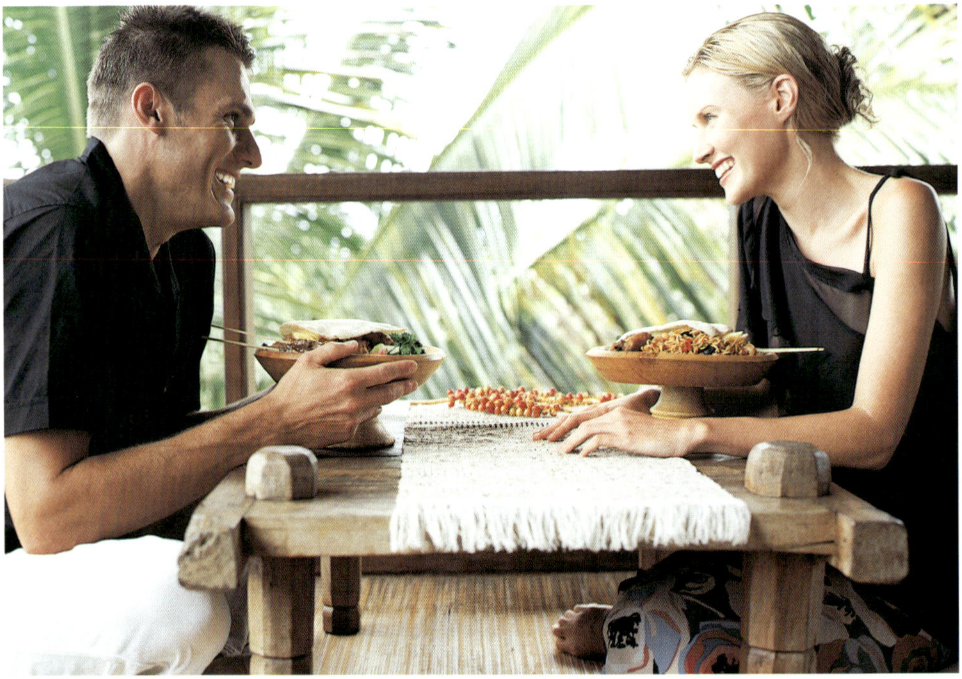

Die jeweiligen Dosha-Störungen sollten zur jeweiligen Tageszeit behandelt werden. Medikamente zur Senkung der Kapha-Störung werden in der Kapha-Zeit (morgens), Pitta-Medikamente zur Pitta-Zeit (mittags) und Vata-Medikamente zur Vata-Zeit (abends) eingenommen.

Richtige Ernährung spielt eine große Rolle, um unsere Gesundheit zu erhalten. Eine gesunde Entwicklung des Körpers, die ausgewogene Sinnestätigkeit und die im allgemeinen Wohlbefinden agierenden Geistesfunktionen sind von einer guten Nahrung abhängig. Viele körperliche und geistige Störungen können durch eine richtige Ernährung geheilt werden.

Im ayurvedischen Wissen sind sehr viele Erkenntnisse zusammengetragen worden, welche Nahrungsmittel bei bestimmten menschlichen Konstitutionen positiv und gesundheitsfördernd wirken. Nicht für jeden Menschen sind die gleichen Nahrungsmittel geeignet, weil jeder Mensch eine eigene Konstitution und eine individuelle Verdauungskraft besitzt.

Ayurveda empfiehlt warme Mahlzeiten, da dadurch die Verdauung und der Stoffwechsel angeregt werden. Allzu trockene Mahlzeiten sollten vermieden werden. Die zubereiteten Speisen sollen gut riechen, appetitanregend und frisch zubereitet sein. Zusätzlich soll man die Speisen mit Liebe und hochwertigen Nahrungsmitteln vorbereiten.

Die Speisen sollen leicht fettig und ölig sein, da dadurch ein verstärktes Geschmacksempfinden entsteht.

Weiters empfiehlt es sich, auch die Art und Weise der Zubereitung der Nahrungsmittel nach ayurvedischen Gesichtspunkten vorzunehmen. Empfehlenswert ist es, nicht in der Mikrowelle zuzubereiten sowie Speisen auch nicht in der Mikrowelle zu erwärmen, damit die Qualität der Nahrungsmittel nicht verloren geht. Tiefkühlprodukte und Fertiggerichte sind möglichst zu vermeiden.

Darüber hinaus ist die Kombination von bestimmten Nahrungsmitteln zu unterlassen, da eine Unverträglichkeit bestehen kann, wie z.B. Milch und Fisch, Milch und Banane, Fisch mit Joghurt oder Buttermilch, Honig und Ghee in gleichen Mengen.

Die meisten Verdauungsstörungen und Blähungen entstehen durch Einnahme von unverträglichen Nahrungsmittelkombinationen. Laut Ayurveda stören manche Nahrungsmittelkombinationen das Verdauungsfeuer. Durch unverträgliche Kombinationen werden Nahrungsmittel nicht richtig verdaut. Dadurch entstehen Stoffwechselschlacken, die in der Ayurveda-Heilkunde als „*Ama*" bezeichnet werden. Wörtlich übersetzt heißt das so viel wie „unverdaut". Ama entsteht immer dann, wenn die Verdauungskraft das Nahrungsangebot nicht bewältigen kann. Dagegen hilft eine Umstellung auf leichtere Ernährung und eine acht- bis zehntägige Entschlackungskur. Während der Kur soll viel Bewegung gemacht werden und es ist ratsam, früh zu Bett zu gehen. Amas sind die Verursacher zahlreicher Beschwerden und Krankheiten.

Folgende Nahrungsmittelkombinationen sind unverträglich:

- Milch mit saurem salzigem Fleisch.
- Fisch mit Banane; Joghurt und Buttermilch.
- Honig und Ghee nie in gleichen Mengen.
- Joghurt mit Käse und Bananen.
- Eier mit Milch, Joghurt, Obst und Kartoffeln.
- Zitronen mit Joghurt, Milch, Tomaten und Gurken.
- Nachtschattengewächse nicht mit Joghurt und Milch.
- Milchmixgetränke, z.B. Bananenmilchshake.
- Obstsalate aus verschiedenen Obstsorten.

Der Magen sollte nicht mit Speisen vollgefüllt werden. Man sollte nach Eintreten des Sättigungsgefühls nicht mehr weiteressen.

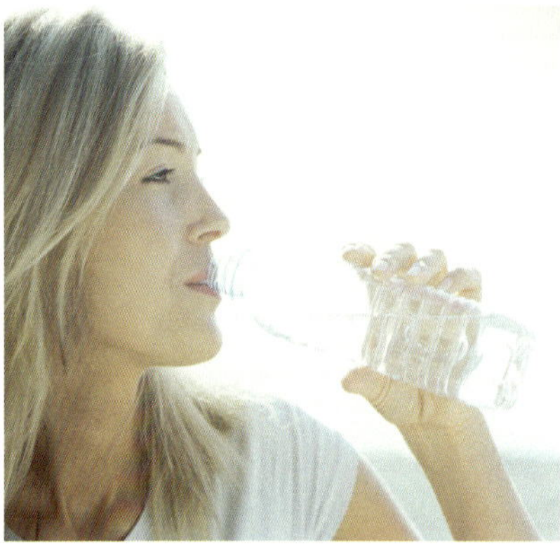

Eine alte ayurvedische Empfehlung sieht vor, nur 1/3 des Magens mit festen Speisen, 1/3 mit Flüssigkeit zu besetzen und den Rest leer zu lassen, damit die Verdauung funktionstüchtig bleibt.

Die Hauptmahlzeit sollte zu Mittag sein, da zu diesem Zeitpunkt die Verdauung am funktionstüchtigsten ist. Das Frühstück sollte leicht sein und aus einer kleinen Portion bestehen. Am Abend sollte die letzte Nahrung drei Stunden vor dem Schlafen eingenommen werden. Leichte und warme Mahlzeiten sind vorzuziehen.

Käse, Joghurt und säuerliche Speisen sollten am Abend vermieden werden.

Im Frühling ist die Verdauungskraft nicht so stark wie im Winter, deshalb ist es ratsam, fettige und schwere Nahrungsmittel in dieser Jahreszeit zu meiden.

Im Sommer sollte man hauptsächlich süße, kühle und flüssige Nahrungsmitteln zu sich nehmen.

Im Herbst hingegen ist die Verdauung schwach. Saure, salzige und fette Nahrung sind vorteilhaft.

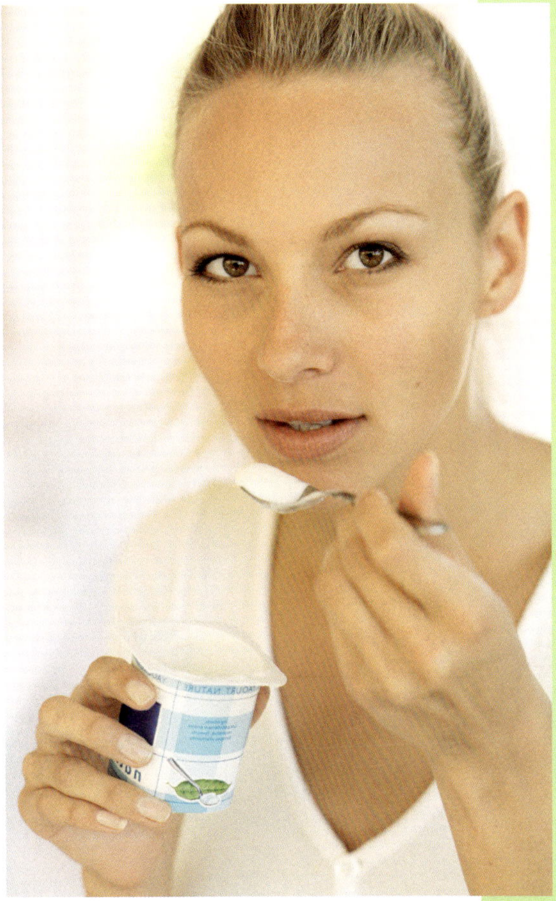

Im Winter ist die Verdauung stark. Es ist zu empfehlen, nährende, fette, süße und warme Nahrungsmittel sowie Milchprodukte zu konsumieren.

Während des Essens empfiehlt Ayurveda, nur schluckweise warme Getränke zu sich zu nehmen. Zu viel Flüssigkeit während des Essens sollte vermieden werden, um das Verdauungsfeuer nicht zu schwächen. Säfte sollten nur mit Wasser verdünnt werden, Kaffee und schwarzer Tee sollte in geringen Mengen konsumiert werden.

Man sollte nur dann erneut essen, wenn die vorangegangene Mahlzeit bereits verdaut ist. Viele Krankheiten entstehen dadurch, dass die Mahlzeiten nicht verdaut werden.

Häufige Mahlzeiten und Snacks sollten vermieden werden. Täglich sollte man die Anzahl der Mahlzeiten nicht mehr als drei Mal überschreiten, da sonst Verdauungsstörungen entstehen.

Eiweißreiche Nahrungsmittel sind säurebildend, wie z.B. Fleisch, Fisch, Milchprodukte und Fett sowie die meisten synthetischen Vitamine.

Übermäßiger Konsum von eiweißreichen Nahrungsmitteln kann den Darm beschädigen und auch eine Übersäuerung der Organe des Körpers verursachen. Weiters können dadurch Schlafstörungen, Verspannungen, Gelenkbeschwerden, Verstopfungen und Magenübersäuerung etc. entstehen. Die Entstehung von Krebs ist in direktem Zusammenhang mit der körperlichen Übersäuerung zu sehen.

Basenbildende Nahrungsmittel sind Früchte und Gemüse im reifen Zustand. Auch Meeresalgen wirken sich vorteilhaft auf die menschliche Gesundheit aus.

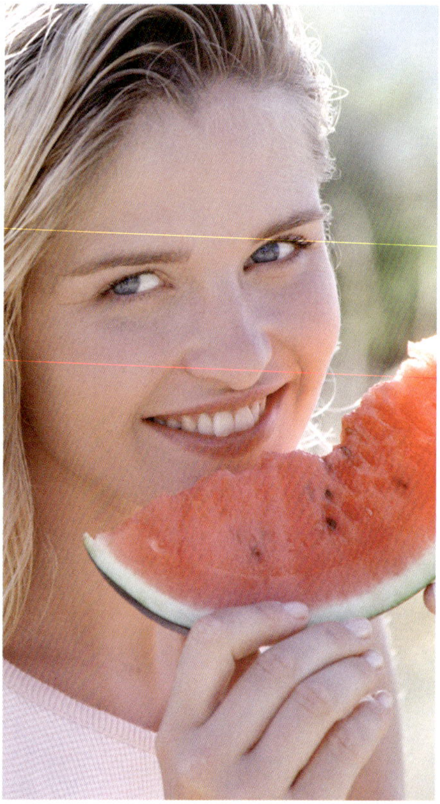

Das optimale Verhältnis ist 80 % basenbildende zu 20% säurebildende Nahrungsmittel. Am Geschmack lässt sich nicht erkennen, ob es sich um ein säure- oder basenbildendes Lebensmittel handelt. Ein klassisches Beispiel ist die Zitrone. Der Geschmack ist säuerlich, aber sie wirkt basenbildend.

Nahrungsmittelwirkung auf Geist und Seele

Nahrungsmittel beeinflussen nicht nur unser körperliches Wohlbefinden, sondern wirken auch im emotionellen, geistigen und spirituellen Bereich.

Hippokrates lehrte seine Schüler: *„Lasst die Nahrung eure Medizin sein."* Wie jede Medizin, so verfügen auch die Lebensmittel über diverse Wirkfunktionen, die sich auf verschiedenen energetischen Ebenen entwickeln. Farben, Aromen, Geschmacksrichtungen und die Qualität des Lebensmittels können die Nahrungsenergien beeinflussen. Diese subtilen Energien wirken auf unseren Geist und unsere Seele. Man sagt, dass vegetarische Kost die spirituelle Weiterentwicklung fördert.

Ayurveda lehrt, dass sich alle Nahrungsmittel auf unseren Geisteszustand auswirken. In Ayurveda teilt man die Geisteszustände (Gunas) in drei Gruppen:

- Sattva,
- Rajas und
- Tamas.

Ein leichtes, lebensförderndes Nahrungsmittel kann zu mehr Energiefluss führen und inspiriert, sich auch mit Spirituellem zu beschäftigen. Große Künstler, Maler und Dichter haben gefastet und ihre Ernährung umgestellt, um ihr Inspirationspotential zu steigern, bevor sie mit ihrer Arbeit begonnen haben.

Tiere, die nur Pflanzen zu sich nehmen, verfügen über ein friedliches und gering aggressives Verhaltenskonzept. Fleisch konsumierende Tiere sind vorrangig aggressiv.

Die Geisteszustände

Sattvas

Im sattvischen Zustand überwiegen mentale Klarheit, Frieden und Harmonie.

Sattvische Menschen sind liebevoll, religiös und verfügen über einen reinen Geist und eine positive Einstellung. Sie sind wenig erschöpft, brauchen wenig Schlaf (vier bis fünf Stunden) wirken frisch und haben ein hohes Kreativpotential.

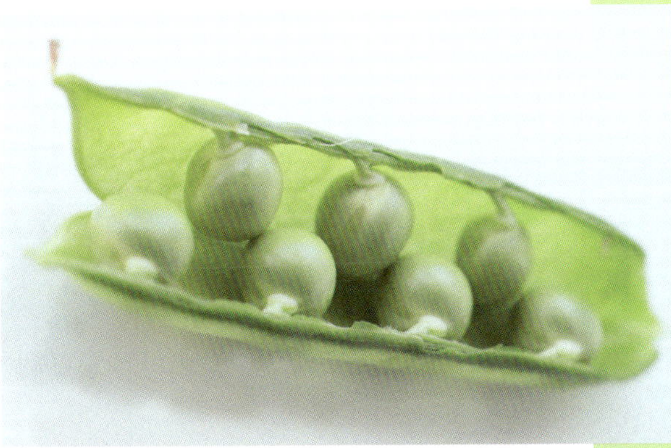

Sattvische Nahrungsmitteln sind Milch, Honig, Ghee, Nüsse, Gemüse, Früchte, Getreide, Grünpflanzen, Hülsenfrüchte und Samen.

Um spirituelle Energie zu fördern, benötigt man auch gute bzw. sattvische Ernährung. Sattvische Nahrungsmittel haben einen positiven Einfluss auf unser Bewusstsein.

Rajas

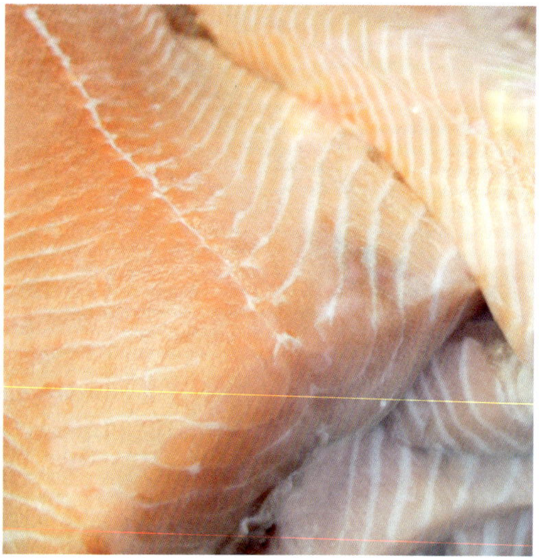

Rajas ist geprägt von übermäßiger Aktivität, Unruhe und Aggression. Rajas-Menschen sind zumeist egozentrisch. Wenn sie sich einen persönlichen Nutzen versprechen, sind sie freundlich und höflich. Sie lieben Macht, Ansehen und streben gehobene Positionen an. Sie arbeiten hart, leiden unter Angst vor Versagen und stehen ständig unter Stress.

Rajasische Nahrungsmittel führen zu stärkerer Reizung des Nervensystems und bestehen vor allem aus Fleisch, Fisch, Tabak, Tee, Kaffee und stark stimulierenden Gewürzen wie Knoblauch.

Tamas

Tamas steht für lethargisch, träge, gefühlskalt und ein unterentwickeltes Moralbewusstsein sowie Mangel an Intelligenz. Tamas-Menschen neigen zu Depressionen und Faulheit und einem verstärkten Schlafbedürfnis. Schon die geringste geistige Anstrengung ermüdet sie. Sie sind gierig, besitzergreifend und habsüchtig.

Tamasische Nahrung sind alte, übrig gebliebene Lebensmittel, harter Käse, verdorbenes Fastfood, wieder aufgewärmte Nahrungsmittel, künstliche Farbzusätze, Alkohol und Drogen.

Diese tamasische Nahrungsmittel führen zu vorzeitigem Altern und chronisch-degenerativen Krankheiten und sind meist mit negativen Lebenseinstellungen verbunden, die nicht selten an den Rand der Gesellschaft führen.

Übermäßige Ernährung durch Fastfood führt zu Vitaminmangel, Störung der Gehirnfunktionen und einer disharmonischen Lebensweise.

Die geistige Konstitution bei Vata-Menschen besteht ungefähr aus 75 % Rajas, 20 % Sattvas und 5% Tamas. Bei Pitta-Menschen sind es 50 % Sattvas, 45 % Rajas und 5 % Tamas, bei Kapha-Menschen 75% Tamas, 15–20 % Sattvas und wenig Rajas.

Die Geschmacksrichtungen

Der jeweilige Nahrungsmittelgeschmack wirkt auf die Doshas des Körpers. Jedes Nahrungsmittel hat eine bestimmte Eigenart. Die Geschmacksrichtungen in Ayurveda sind süß, sauer, salzig, bitter, scharf und herb (zusammenziehend). Unsere Zunge ist in der Lage, diese Geschmacksrichtungen zu unterscheiden.

Die Geschmacksrichtungen werden von den fünf Elementen hergeleitet:

Süß	=	Erde	+	Wasser	→	Verbindung
Sauer	=	Erde	+	Feuer	→	Verbindung
Salzig	=	Wasser	+	Feuer	→	Verbindung
Scharf	=	Feuer	+	Luft	→	Verbindung
Bitter	=	Luft	+	Raum	→	Verbindung
Herb	=	Luft	+	Erde	→	Verbindung

Süße Nahrungsmittel

Süße Nahrungsmittel sind kühlend, schwer, ölig und haben eine positive Wirkung auf den Körper. Man fördert somit durch sie auch Stärke, Wachstum und Langlebigkeit. Das Körpergewebe wird positiv beeinflusst. Übermäßiger Konsum von süßen Nahrungsmitteln kann jedoch viele Störungen verursachen.

Wird Kapha stark erhöht, entsteht dadurch vermehrte Fettleibigkeit. Süße Nahrungsmittel (Getreide, Kartoffel, Fleisch, Öle) vermehren Kapha und reduzieren Vata und Pitta. Sie nähren den Körper.

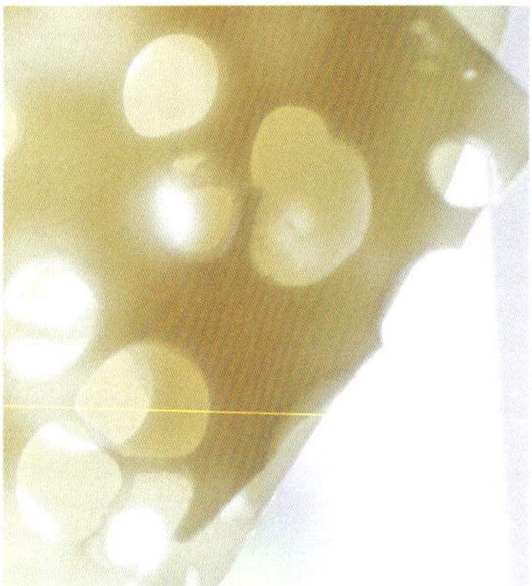

Saure Nahrungsmittel

Klassische Beispiele sind Zitrusfrüchte, saure Sahne, Joghurt, Tomaten, Essig, Käse, Zitronen, Limonen und fermentierte Nahrungsmittel. Bei mäßigem Konsum haben saure Nahrungsmittel eine positive Wirkung, wie z.B. Erfrischung, angeregter Appetit, gute Verdauung.

Exzessiver Konsum verursacht eine Übersäuerung des Körpers. Dadurch entstehen Stoffwechselstörungen und viele andere Krankheiten, wie z.B. starke Magensäurebildung, Sodbrennen, Hautentzündungen, Ekzeme, Akne etc.

Saure Nahrungsmittel (Essig, Zitrusfrüchte, Joghurt, Tomaten) erhöhen Pitta und Kapha und verringern Vata. Diese Nahrungsmittelkategorie wird bei therapeutischen Ausleitungsverfahren in der Ayurveda-Medizin gemieden.

Salzige Nahrungsmittel

Bei mäßigem Konsum unterstützen sie die Verdauung und Absorption.

Zusätzlich wird das Wachstum gefördert, und sie helfen, Abfallstoffe auszuscheiden.

Salzige Nahrungsmittel (in der ayurvedischen Küche wird Steinsalz bevorzugt) regen Kapha und Pitta an und vermindern Vata. Sie wirken verdauungsfördernd und unterstützen die Speicherung von Flüssigkeit im Körper.

Scharfe Nahrungsmittel

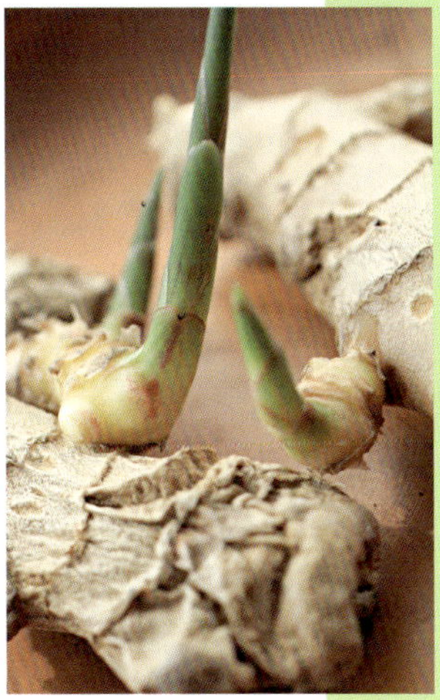

Bei mäßigem Konsum verbessern sie die Verdauung und die Nährstoffaufnahme.

Scharfe Nahrungsmittel unterstützen die Zirkulation, die Ausscheidung der Abbauprodukte und sie fördern die Klarheit der Wahrnehmung.

Übermäßiger Konsum kann Pitta und Vata verstärken. Außerdem werden Hitze, Durstempfindung, Übelkeit, Sodbrennen, Durchfall, Schwindelgefühl und Schlaflosigkeit verursacht.

Scharfe Nahrungsmittel (Gewürze wie Ingwer oder Pfeffer, aber auch Gemüse wie Rettich und Radieschen) vermehren Vata und Pitta und reduzieren Kapha.

Bittere Nahrungsmittel

Die europäischen Ernährungsgewohnheiten kennen bittere Nahrungsmittel kaum. Auch bei der Zubereitung der Speisen werden bittere Nahrungsmitteln selten verwendet. Bitter stärkt Vata und schwächt Pitta und Kapha. Bitter ist einer der besten Geschmacksverstärker. Bitter ist entgiftend, regt die Verdauung an und verringert in kleinen Mengen die Gasbildung im Darm. Fett, Urin und Stuhl werden auch reduziert. Übermäßiger Konsum kann jedoch das Körpergewebe schwächen und wirkt auch potenzstörend.

Eine Überdosis von bitteren Nahrungsmitteln und Kräutern verursacht Müdigkeit und allgemeine Trockenheit.

Bittere Nahrungsmittel (Spinat, Kohl, bittere Gewürze) vermindern Kapha und Pitta und regen Vata stark an.

Herbe Nahrungsmittel

Bei mäßigem Konsum wird Pitta beruhigt sowie Kapha und Vata verstärkt.

Herbe Nahrungsmittel unterstützen die Heilung von Geschwüren und fördern die Blutgerinnung. Übermäßiger Konsum kann Trockenheit, Verstopfungen, Blähungen und Störung der Samenflüssigkeitsproduktion verursachen.

Herbe Nahrungsmittel (Kräuter und Gewürze mit herber Geschmackskomponente) erhöhen Vata und dämpfen Pitta und Kapha.

Diese sechs Geschmacksrichtungen beeinflussen nicht nur die Verdauungs- und Stoffwechselprozesse im Körper, sondern wirken direkt auf das physische und psychische Wohlbefinden.

Geschmacksauswirkungen auf die Körperkonstitution

Vata-Menschen

Für Vata-Menschen sind Nahrungsmittel mit süßem, saurem und leicht salzigem Geschmack zu empfehlen. Ölige und warme Lebensmittel sind wohltuend für Vata-Menschen. Bittere, scharfe, herbe Nahrungsmitteln und Kräuter sollen in kleineren Mengen eingenommen werden.

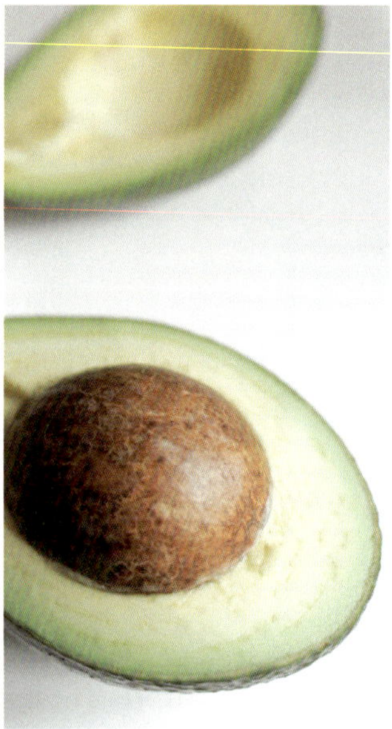

Bei Überdosis von bitteren, scharfen und herben Nahrungsmitteln und Kräutern kommt es zu verstärktem Ungleichgewicht bei Vata-Menschen.

Vata-Menschen vertragen Rohkost nicht, weil sie eine schwache Verdauungskraft haben.

Trockene Früchte verstärken die Unausgeglichenheit der Vata-Menschen.

Da gegen Abend die Verdauungsaktivität deutlich abnimmt, sollten vor allem Vata-Typen gegen Abend keine Salate, Rohkost und keine großen Mengen an Gemüse essen.

Zu empfehlen sind

- 50 % Getreide in gekochter Form (Kohlenhydrate), 20 % Eiweiß (Protein) – Milchprodukte, Fleisch, Eier. 20–30 % frisches Gemüse, davon 10 % frisches Obst.
- Avocados, Nüsse und Samen.

- Warme; pürierte Lebensmittel und Suppen.
- Warmes Wasser mit Ingwer.
- Spargel, rote Bete, Karotte, Sellerie, Okra, Süßkartoffeln und Zucchini.
- Bananen, Kokosnüsse, Datteln, Feigen, Papayas, Ananas, Mandeln und Sesamsamen.
- Weizen, Haferflocken, Reis, Hirse, Buchweizen Mais und Roggen.

Zu meiden sind

- Rohkost.
- Bitteres, scharfes und kaltes Essen.
- Schwer verdauliche Nahrungsmittel (Hülsenfrüchte, Paprika usw.).
- Kohlensäurehaltige und eisgekühlte Getränke.
- Nicht ideal sind alle Milchprodukte, aber Käse kann in geringen Mengen konsumiert werden.

Pitta-Menschen

Für Pitta-Menschen ist die ungewürzte und milde Rohkost die beste Ernährung.

Sie sind anfällig für Übersäuerung, Alkohol und Kaffee. Fleisch sollte so wenig wie möglich konsumiert werden.

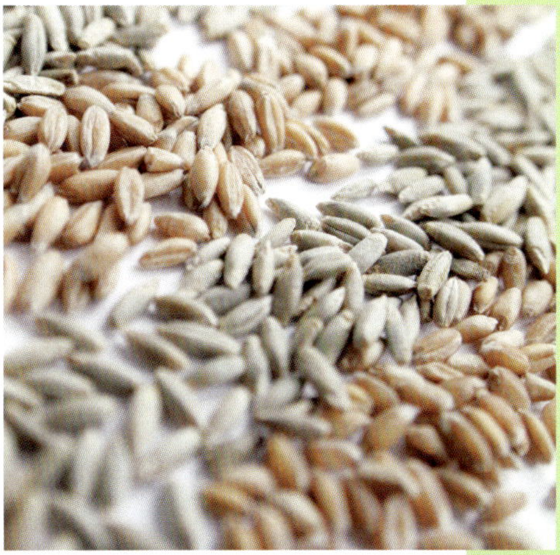

Stark gewürzte, ölige, salzige und saure Nahrungsmittel sollten vermieden werden.

Pitta-Menschen sind bei eiweißarmer Ernährung am leistungsfähigsten.

Zu empfehlen sind

- 50 % Vollkorngetreide in gekochter Form, 20% Hülsenfrüchte. Weißfleisch, 20–30 % Gemüse, 10 % frisches Obst.
- Süße, bittere, herbe und kalte Nahrungsmittel.
- Milde, wenig gewürzte und vorwiegend rohe Kost.

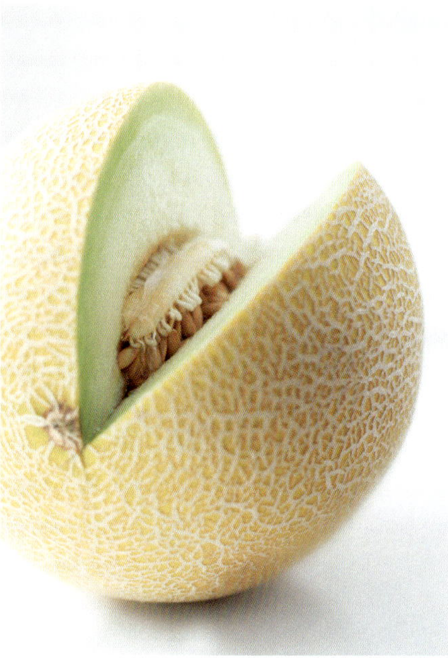

- Koriander, Kardamom, Fenchel und Kurkuma.
- Gemüse, jedoch Tomaten, Radieschen, Zwiebeln, Paprika und Knoblauch sollten nicht übermäßig konsumiert werden.
- Spargel, Sellerie, Kresse, Blattgemüse, grüne Bohnen, Okra, Kartoffeln und Kürbisse.
- Äpfel, Feigen, Rosinen, süße Weintrauben und Melonen.
- Gerste, aber auch Reis und Weizen können konsumiert werden.
- Geeignete Hülsenfrüchte sind Mungbohnen, Sojabohnen und schwarze Linsen.
- Getränke sollten süß, kühlend und herb sein.
- Fleisch (Huhn, Wild), Eier.

Zu meiden sind

- Heiße, scharfe und salzige Speisen.
- Saure Nahrungsmittel, wie z.B. Zitrusfrüchte, saure Früchte, Joghurt und Essig.
- Mais, Hirse und Roggen, Fleisch, Eier, Alkohol, Tabak und scharfe Gewürze.
- Süße Milchprodukte sind gut, jedoch keine sauren Milchprodukte und harte Käsesorten.

Wegen des schnellen Stoffwechsels können dreimal pro Tag Hauptmahlzeiten eingenommen werden.

Kapha-Menschen

Kapha-Menschen sind Sammler und besitzen die Tendenz, leicht zuzunehmen bzw. an Übergewicht zu leiden. Sie haben eine träge Verdauung. Besonders ölige und fettige Speisen sind nicht vorteilhaft. Gut sind leichte, warme, trockene und bittere Nahrungsmittel. Fastfood sollte man unbedingt vermeiden. Zu viele Milchprodukte haben negative Wirkungen auf Kapha-Menschen. Auslöser für eine Kapha-Störung können z.B. vermehrter Schlaf, Bewegungsmangel oder zu große Mahlzeiten sein.

Zu empfehlen sind

- 30–40 % Getreide in gekochter Form, 20 % Eiweiß, wenig Fleisch und mehr Hülsenfrüchte. 40–50 % frisches Gemüse, 10 % frisches oder getrocknetes Obst.
- Zwei Mahlzeiten pro Tag im Abstand von fünf bis sechs Stunden.
- Scharfe, bittere und herbe Nahrungsmittel.
- Rohkosternährung.
- Gemüse, besonders Blattgemüse.
- Leicht erwärmte Rohkost mit scharfen Gewürzen.
- Trockene und herbe Früchte wie Birnen, Äpfel, Grantäpfel, Preiselbeeren, Pfirsiche, Rosinen und Kirschen.
- Getreidearten wie z.B. Buchweizen, Mais und Roggen, Hirse, Weizen, Reis und Hafer.
- Hülsenfrüchte.
- Knoblauch und Ingwer.
- Warme Getränke.
- Gewürze.

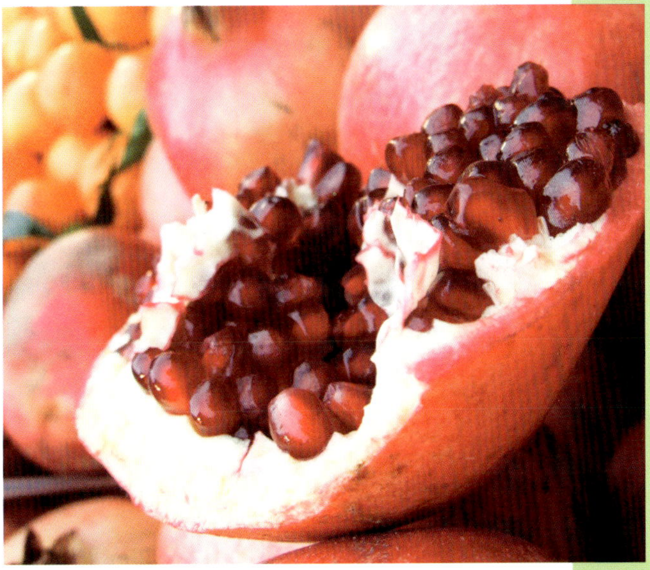

Zu meiden sind

- Süße, saure und salzige Nahrungsmittel.
- Frittierte, ölige, fettige und kalte Speisen.
- Milchprodukte mit Ausnahme von Ghee und Ziegenmilch.
- Süßigkeiten mit Ausnahme von altem Honig.

Heilwirkungen von Nahrungsmitteln

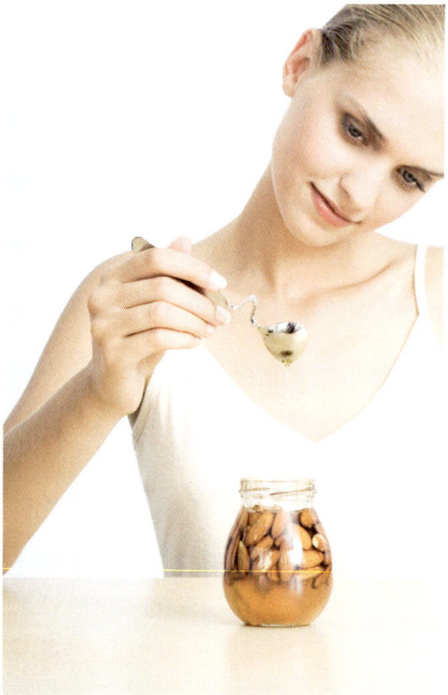

„Wenn wir uns falsch ernähren, kann kein Arzt uns heilen; wenn wir uns richtig ernähren, wird kein Arzt benötigt."

Dr. Viktor G. Rocine

Viele Nahrungsmittel haben heilende Wirkungen. Ein klassisches Beispiel ist die Bach-Blütentherapie bei verschiedenen körperlichen und geistigen Krankheiten. In der Homöopathie werden auch verschiedene Mineralstoffe und Kräuter für Krankheiten verwendet. Jodhaltige Nahrungsmittel wirken positiv auf Schilddrüsenerkrankungen.

Mandeln fördern psychische Ausgeglichenheit, Bananen Demut, Brombeeren fördern reine Gedanken und Orangen lindern melancholische Zustände.

Obst- und Gemüsesäfte, Kräuter und Mineralstoffe wirken sich positiv auf den Energiezustand aus.

Tipps für ein gesundes Essen

- Nehmen Sie sich Zeit fürs Essen und bereiten Sie die Speisen mit Liebe und Sorgfalt zu!
- Schaffen Sie eine ruhige Umgebung – vermeiden Sie Ablenkungen wie Lesen, Fernsehen und Telefonieren während des Essens!
- Kauen Sie bewusst und gründlich – das unterstützt die natürlichen Verdauungsvorgänge und macht das Essen bekömmlicher!

- Essen Sie abwechslungsreich!
- Genuss mit Maß – verzichten Sie nicht auf Fett, jedoch genießen Sie es in Maßen. Ein moderater Fettanteil ist für die Zellen des Körpers lebensnotwendig!
- Verwenden Sie bevorzugt Ghee. Ghee ist sehr bekömmlich und eignet sich hervorragend als Trägersubstanz für Kräuter.
- Versuchen Sie die Nahrungsmittel so oft wie möglich frisch zuzubereiten!
- Bringen Sie Regelmäßigkeit in die täglichen Mahlzeiten – versuchen Sie dreimal täglich zur jeweils gleichen Zeit zu essen.
- Nehmen Sie sich auch nach jeder Mahlzeit ein wenig Zeit für körperliche Regeneration!
- Erst dann essen, wenn ein Hungergefühl verspürt wird!
- Die Folgemahlzeit kommt erst drei bis sechs Stunden danach, wenn die erste Mahlzeit bereits verdaut ist. Keine Zwischenmahlzeiten!
- Fertig gekochte Speisen sollten nicht ein zweites Mal aufgekocht oder aufgewärmt werden!

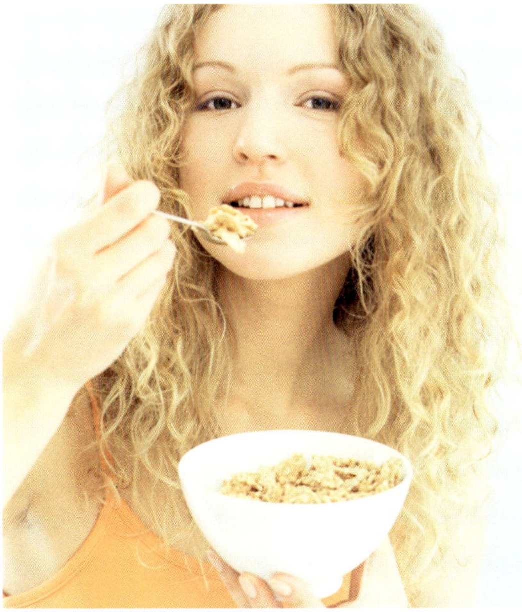

Nahrungsergänzungsmittel

Eine ausgewogene und richtig geführte Ernährung benötigt prinzipiell keine Nahrungsergänzungsmittel. In unserer schnelllebigen Zeit ist es jedoch nicht immer möglich, die Zeit aufzubringen, die ein sorgfältig zubereitetes Essen benötigt. Der Griff zu kleinen Snacks in der zu kurzen Mittagspause hat sich längst eingebürgert. Hier können Nahrungsergänzungsmittel im Bedarfsfall helfen, die mangelnde Qualität der Lebensmittel auszugleichen. In keinem Falle sind sie in der Lage, Arzneimittel zu ersetzen. Sie können jedoch bei tatsächlichem Bedarf zum allgemeinen Wohlbefinden des Menschen beitragen.

Die amtsgültige Definition für Nahrungsergänzungsmittel lautet:

§ 3 Z 4 LMSVG: Lebensmittel, die dazu bestimmt sind, die normale Ernährung zu ergänzen und die aus Einfach- oder Mehrfachkonzentraten von Nährstoffen oder sonstigen Stoffen mit ernährungsspezifischer oder physiologischer Wirkung bestehen und in dosierter Form in Verkehr gebracht werden, d.h. in Form von Kapseln, Pastillen, Tabletten, Pillen und anderen ähnlichen Darreichungsformen von Flüssigkeiten und Pulvern zur Aufnahme in abgemessenen kleinen Mengen.

Die Einnahme von Nahrungsergänzungsmitteln sollte aber jedenfalls mit einem Arzt abgesprochen sein, denn sie ist nicht immer zielführend und kann sogar dazu führen, dass sich statt der gewünschten unerwünschte und sogar für die Gesundheit schädliche Wirkungen einstellen, wenn es etwa zu einer massiven Überversorgung kommt. Ob künstlich hergestellte Vitamine und Mineralstoffe vom Körper in angemessener Form aufgenommen werden können, wird zudem noch immer kontrovers diskutiert. Insofern ist der ausgewogenen Ernährung jedenfalls der Vorzug zu geben.

Ayurvedisches Heilfasten

Ayurvedisches Heilfasten ist das älteste und natürlichste Heilverfahren. Laut Ayurveda ist es sehr wichtig, ab dem 30. Lebensjahr regelmäßig zu fasten.

Viele Menschen leiden an Übergewicht, da unsere Gesellschaft mehr durch Überfluss als durch Mangel geprägt ist. Das Hauptaugenmerk beim ayurvedischen Heilfasten wird nicht allein auf die Gewichtsreduktion gelegt, sondern vielmehr auf die Befreiung des Körpers von seinen Giftstoffen.

Die Fastenzeit ist seit vielen Jahrhunderten auch in Europa bekannt. Bereits Paracelsus erkannte im Fasten das wirksamste Selbstheilungsverfahren.

Viele Menschen stehen jedoch dem Heilfasten noch immer sehr skeptisch gegenüber. Einmal im Jahr gilt es, Körper, Seele und Geist zu regenerieren. In der europäischen Kultur fastet man im Frühjahr zwischen dem Aschermittwoch und Ostern. Im ayurvedischen System ist dies auch die ideale Zeit. Da zu dieser Jahreszeit wegen des feuchten und kalten Wetters Kapha-Dosha zunimmt. Im Ayurveda gibt es keine einheitliche Form des Fastens, das für alle Menschen gleich wirksam ist. Die körperliche Konstitution sollte bei der Auswahl der Methode berücksichtigt werden. Ayurveda betont, dass vor allem die Verdauung bei allen Menschen verschieden ist.

Kapha-Menschen fällt das Fasten leichter. Auch die Dauer kann sich über einen längeren Zeitraum erstrecken.

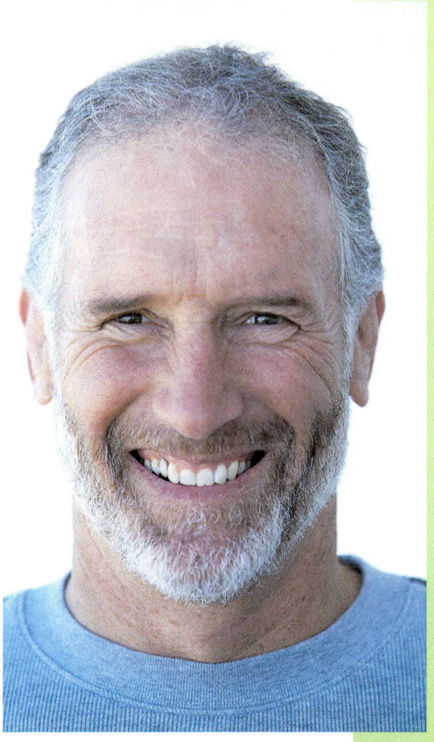

Vata-Menschen fällt das Fasten schwer. Es sollte auch nicht länger als drei Tage durchgeführt werden.

Pitta-Menschen haben ein scharfes und hitziges Verdauungsfeuer. Daher leiden diese Menschen, wenn sie längere Zeit fasten.

Generell können Vata-Menschen bis drei Tage, Pitta-Menschen bis zu fünf Tage und Kapha-Menschen auch länger als fünf Tage jährlich fasten.

Das Fasten ist eines der ältesten Formen „bewusster Ernährung". Fasten beschleunigt die Reinigung des Körpers und wirkt stimulierend auf den Energiefluss im Körper. Ein paar Tage nach dem Fasten lässt der Appetit nach und der Drang nach Nahrung vermindert sich.

Fasten hat nicht nur eine positive Wirkung auf körperlicher Ebene, sondern auch auf geistiger/spiritueller Ebene. Moses, Jesus, Aristoteles, Pythagoras, Hippokrates, Leonardo da Vinci, Ghandi und viele andere große Persönlichkeiten haben auch für ihre positive geistige Entwicklung 40 Tage lang gefastet. Regelmäßiges Fasten führt zu innerem Frieden und Glückseligkeit. Der Körper wird harmonisiert und verjüngt.

Ayurveda empfiehlt, wenn möglich, nicht nur einmal im Jahr längere Zeit zu fasten, sondern regelmäßig mindestens ein bis zwei Tage monatlich.

Im Ayurveda gibt es vier verschiedene Möglichkeiten des Fastens:

- Einnahme von nur leichten Nahrungsmitteln (Reissuppe bzw. Kichadi).
- Einnahme nur von Fruchtsaft und Obst.
- Einnahme nur von Kräutertee.
- Totale Abstinenz von Flüssigkeit und festen Nahrungsmitteln.

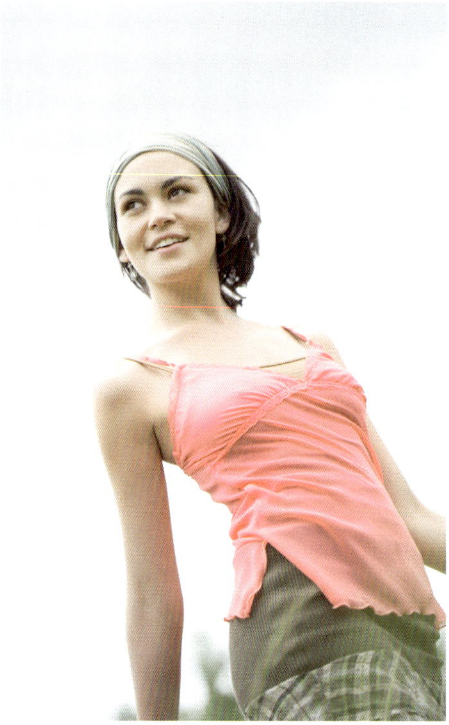

Bei Vata-Menschen besteht die ideale Fastenform in leichten Nahrungsmitteln wie z.B. Reissuppe, bei Pitta-Menschen ist es die Einnahme von Fruchtsäften und Obst und bei Kapha-Menschen die Einnahme nur von Kräutertee.

Während des Fastens wird das Verdauungsfeuer (Agni) zunehmen. Da es beim Fasten kein Verdauungsmittel zu verbrennen gibt, werden in dieser Zeit Schlacken der überschüssigen, kranken und veralteten Zellen und Gifte im Verdauungssystem verbrannt (körpereigene Müllverbrennung). Zwei bis drei Tage nach dem Fasten beginnt eine körperliche Reinigung. Ist dieser Vorgang abgeschlossen, werden die ersten Hungergefühle bemerkbar. Dann ist der richtige Zeitpunkt, das Fasten zu beenden.

Nach Beendigung einer Fastenkur kommt es zu einem gesteigerten Wohlbefinden, zu einer Verbesserung des Verdauungsvorganges und zu einem Gefühl der Stärke.

In der Suchttherapie ist das Fasten auch sehr erfolgreich (Alkohol, Nikotin und Drogen). Erinnerungslösende Substanzen werden nach fünf bis sieben Tagen Fasten ausgeschieden bzw. aufgelöst.

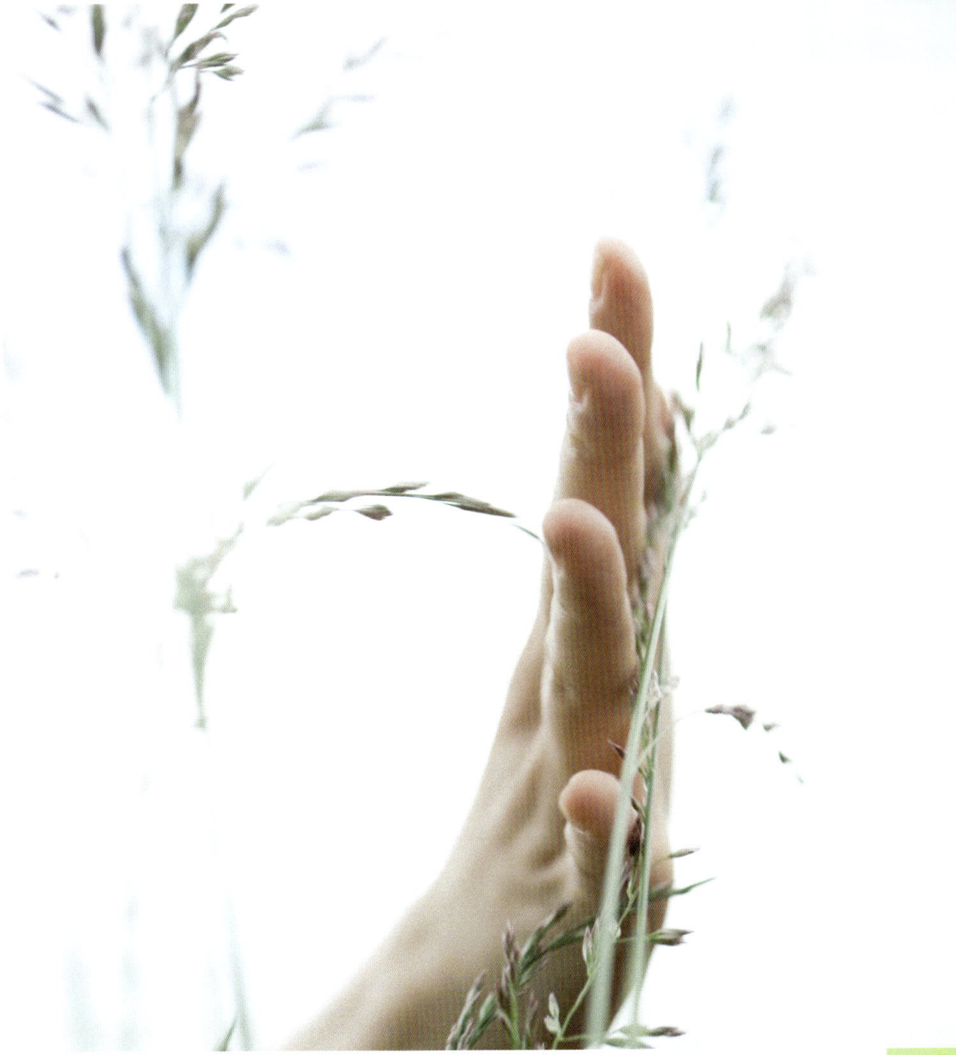

Fasten ist nicht zu empfehlen für Menschen, die an Untergewicht leiden. Auch Menschen mit degenerativen Erkrankungen, bei Krebserkrankungen, während der Schwangerschaft und der Stillzeit sollte nicht gefastet werden. Patienten mit chronischen Krankheiten sollten nur unter ärztlicher Aufsicht fasten.

Fasten ist auch eine Verjüngungsmethode, welche die Verdauungsenzyme unterstützt, die Reinigung und Verjüngung des Körpers zu beschleunigen, die Zellen zu erneuern, um dadurch den Alterungsprozess zu verlangsamen.

Durch Fasten werden unsere Sinnesorgane schärfer, das Essen schmeckt besser, man hat mehr Lebensenergie, man erkennt sein eigenes Persönlichkeitsprofil.

Während des Fastens träumt der Mensch öfter und bewusster als im normalen Alltagsleben. Der Mensch träumt durchschnittlich mindestens fünf Träume pro Nacht, die zum Großteil aber vergessen werden. Die Selbstheilungskräfte werden wieder angeregt.

Panchakarma

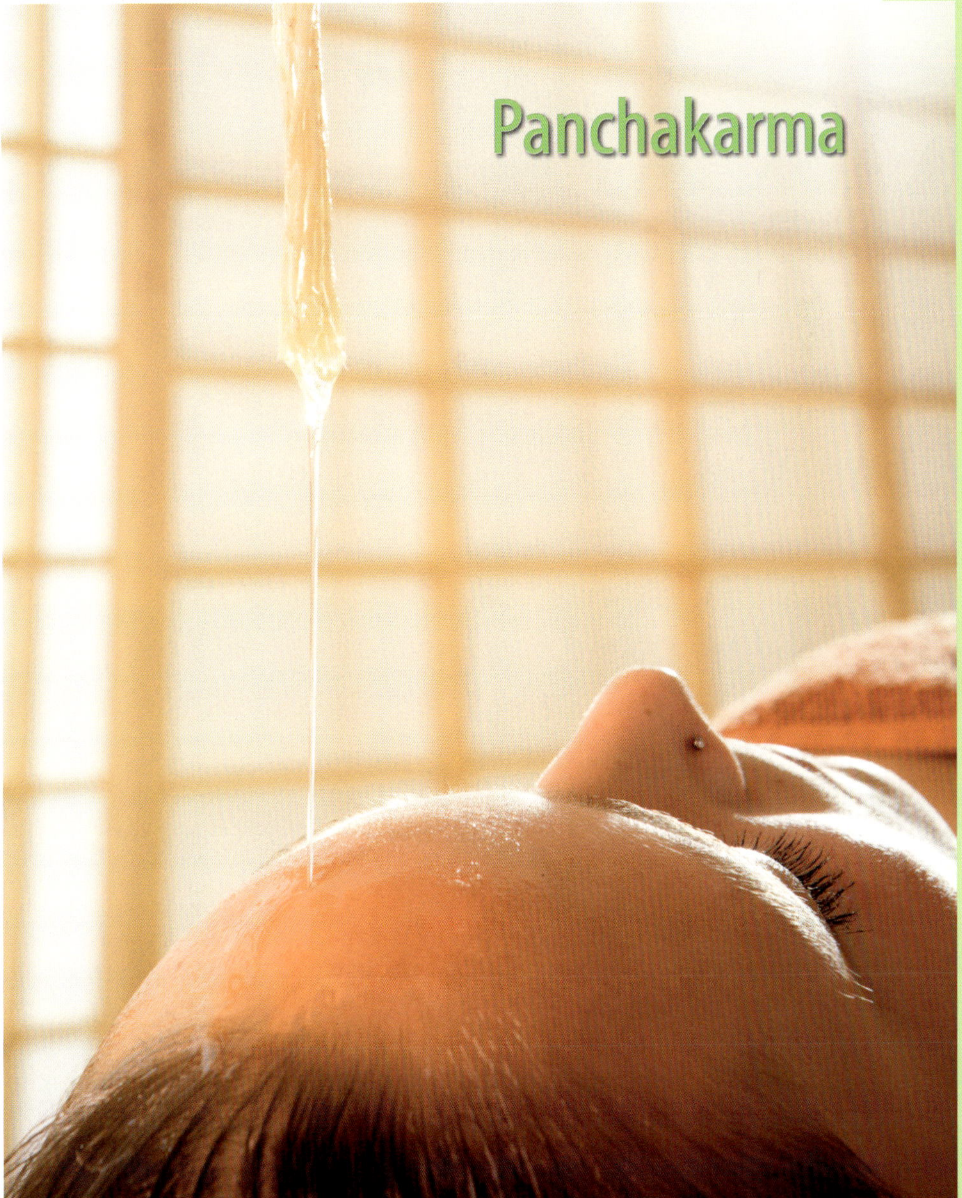

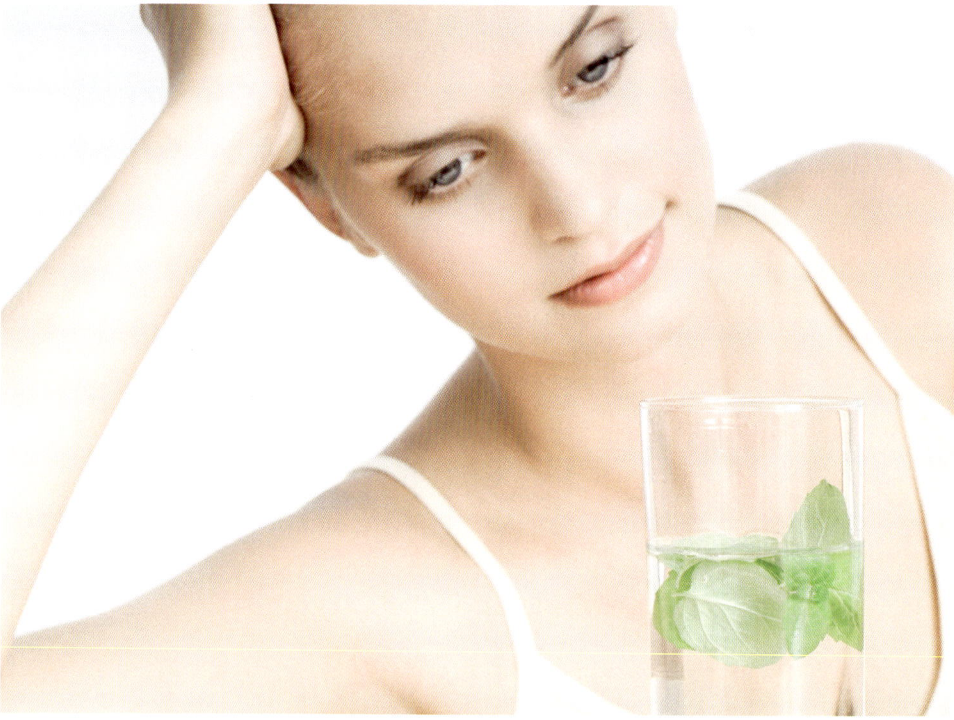

Unter Panchakarma versteht man die ayurvedische Reinigungs- und Ausleitungstherapie in fünf Schritten. Ihr Ziel ist es, Stoffwechselschlacken und Giftstoffe aus dem Körper zu schleusen, Störungen von Vata, Pita und Kapha auszugleichen und das Gleichgewicht der Doshas wiederherzustellen bzw. zu festigen.

Panchakarma kann einerseits präventiv und andererseits zur Therapie bereits bestehender Erkrankungen eingesetzt werden. Es basiert auf der Annahme, dass sich durch Ernährungs- und Verhaltensfaktoren, jahreszeitliche Einflüsse etc. im Körper schädliche Schlacken ablagern.

Panchakarma kann als Quintessenz aller ayurvedischen Behandlungen bezeichnet werden. Sie wird in der Ayurveda-Heilkunde auch als „königliche Therapie" bezeichnet. Panchakarma wurde vor mehr als 4000 Jahren in Indien entwickelt und kam ausschließlich an Mitgliedern königlicher Familien zur Anwendung. Panchakarma ist eine natürliche Behandlungsmethode, die ihre besondere Wirkung ohne jegliche chemische Zusatzstoffe erzielt, womit auch diesbezügliche Nebenwirkungen ausgeschlossen sind.

Panchakarma-Behandlungen sind sehr wichtig für die körperliche und geistige Reinigung. Störungen von Vata, Pita und Kapha werden ausgeglichen. Über die möglichen Beeinträchtigungen hinaus fördert die Anwendung der Panchakarma-Methode, welche in fünf verschiedenen Reinigungsbehandlungen erfolgt, grundsätzlich den allgemeinen Gesundheitszustand und kann als Aufbaumaßnahme eingesetzt werden. Die Panchakarma-Therapie kann sowohl bei Gesunden als auch bei Kranken angewendet werden.

Im Laufe der Zeit sammeln sich schädliche Substanzen im Körper (freie Radikale) an. Dies ist die Ursache für verschiedene Krankheiten. Ungesunde Lebensweise, falsche Ernährung, Stress und viele andere Faktoren sind die Verursacher dieser schädlichen Substanzen. Wenn diese schädlichen Substanzen auf längere Zeit im Körper bleiben, kommt es zu einer Dosha-Störung. Diese Dosha-Störung kann in späterer Folge auch das menschliche Körpergewebe schädigen.

Durch das ayurvedische Panchkarma-Ausleitungsverfahren können diese schädlichen Substanzen aus dem Körper abgeleitet werden. Durch Panchakarma-Behandlungen wird das Körpergewebe gereinigt. Ein grundsätzliches Prinzip ayurvedischer Behandlung liegt in der Ausleitung vorhandener Giftstoffe. Erst daraufhin erfolgt eine entsprechende Behandlung, die Korrekturen des Ernährungsplans und Kräuteranwendungen vorsieht.

Diese Reinigungsbehandlung bedarf einer strengen Vorbereitung, Ausleitung und Nachbehandlung. Erst die exakte Durchführung führt zum erwünschten Heilungserfolg.

Die folgenden Regeln der Panchakarma-Behandlung sind einzuhalten:

- kein Tagesschlaf,
- keine Einnahme von schwer verdaulichen Nahrungsmitteln,
- keine körperliche Anstrengungen (Sport),
- Vermeidung von Sonneneinstrahlung etc.,
- keine geistigen Anstrengungen und
- sexuelle Enthaltsamkeit.

Während der Panchakarma-Behandlung sind strenge Ernährungsregeln einzuhalten:

Wichtig ist, während dieser Reinigungszeit keine schwer verdaulichen (Srodas blockierende) Nahrungsmittel und falsche Nahrungsmittelkombinationen einzunehmen.

Die Panchakarma-Therapie ist bei vielen chronischen Erkrankungen sehr wirkungsvoll:

- chronische Gelenkentzündungen,
- neuromuskuläre Erkrankungen,
- respiratorische Erkrankungen,
- gastrointestinale Erkrankungen,
- Bluterkrankungen und
- viele Erkrankungen im Hals-Nasen-Ohrenbereich.

Die Kontraindiktionen sind akute Fieberzustände, extreme körperliche Schwäche und fortgeschrittene Krebserkrankungen. Weitere Kontraindikationen treten bei kleinen Kindern und schwangeren Frauen auf.

Dieses Entschlackungs-Reinigungsprogramm sollte jedenfalls unter ärztlicher Aufsicht durchgeführt werden. Am Anfang jeglicher Behandlung stehen die genaueste Untersuchung des Patienten sowie die Planung des Therapieablaufes. Es gibt insgesamt fünf verschiedene Reinigungsprogramme. Die Kur dauert vier bis sechs Wochen und sollte eher stationär durchgeführt werden, wobei aber nicht alle Behandlungen auf einmal durchgeführt werden müssen.

Wenn die Panchakarma-Therapien richtig durchgeführt werden, sind keine Komplikationen zu erwarten.

Vorbereitungsphase (Purva Karma)

Nach einer ausführlichen Untersuchung wird einige Tage lang eine Vorbehandlung durchgeführt. Um eine effektive Panchakarma-Therapie abzuschließen, ist eine sorgfältige Vorbereitung erforderlich. Diese Vorbehandlungen sind Kräuterölmassagen, die Verabreichung verdauungsfördernder Getränke

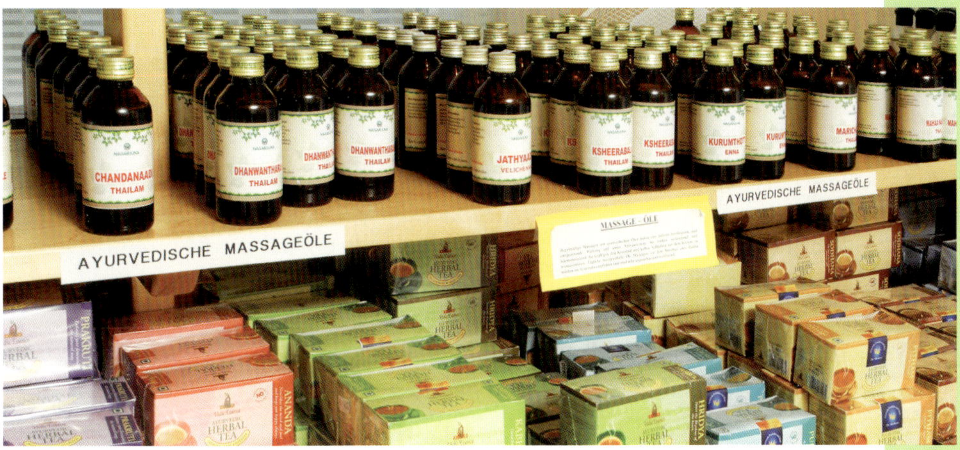

oder Medikamente und Ernährung durch Lebensmittel, die mit Ghee zubereitet wurden, sowie schweißtreibende Schwitzbehandlungen.

Die verdauungsfördernden Mittel unterstützen die Verdauungstätigkeit durch Stimulation der Verdauungsenzyme. Sie wirken nicht nur auf das Verdauungssystem, sondern greifen auch auf zellulärer Ebene ein. Ghee, zusammen mit verdauungsfördernden Mitteln eingenommen, führt zu einer verstärkten Stimulation der Verdauungsenzyme.

Die Vorbereitungsphase dauert drei bis sieben Tage. Bei sorgfältiger Vorbereitung hat der Patient einen guten Appetit, normalen Stuhlgang und ein leichtes Körpergefühl.

Durch diesen ersten Schritt werden in Geweben und Organen festsitzende giftige Substanzen herausgelöst und in den Magen-Darm-Bereich gebracht. Während der Vorbereitungsphase können einige Symptome, wie Müdigkeit, Schweregefühl im Körper, Übelkeit, Aufstoßen von Ghee, Kopfschmerzen, Benommenheit, Durst, Unruhe etc., auftreten.

Man unterscheidet das **innerliche** (Abhyantara Snehana) und das **äußerliche** (Bahya Snehana) Anwenden von Fetten. Snehana bedeutet übrigens Öl- oder Fettanwendung und wurde ursprünglich ausschließlich mit Ghee durchgeführt. Aus Kostengründen wird heute oftmals auch gerne Öl verwendet. Auch Svedana, die Wärmebehandlung, kommt als Vorbehandlung oft zum Einsatz.

Innerliches Fetten – Abhyantara Snehana

Nach dem Trinken von Ghee nimmt der Organismus diese warme, geklärte Butter auf. Sie soll bei der Stoffwechselaktivierung helfen. Neben purem Ghee kommen hier auch Kräuter-Ghee-Mischungen zur Anwendung.

Je nach Stärke ihrer Verdauungskraft (agni) erhalten die Patienten Ghee ein- bis zweimal täglich verabreicht. Meistens wird mit einer Menge von 30 ml pro Einnahme begonnen und die Menge dann täglich um 10 bis 20 ml gesteigert, wobei die Gesamteinnahme über drei bis sieben Tage reicht.

Ist die Ghee-Behandlung gelungen, d.h. hat der Patient das Ghee verdaut, treten folgende Kennzeichen auf:

- Verspüren einer Abneigung gegen Ghee oder Öl.
- Der Stuhl ist locker, ungeformt oder weich ölig.
- Der Körper fühlt sich leicht, weich, ölig und geschmeidig an.
- Die Haut ist fein und eventuell ölig.

Sind diese Kennzeichen vorhanden, wird die Ghee-Einnahme beendet. Patienten berichten, dass sich ihr Wohlbefinden nach der Behandlung mit Ghee deutlich gebessert hat.

Äußerliches Fetten (Bahya Snehana)

Hier gibt es mehrere Möglichkeiten:

Abhyanga

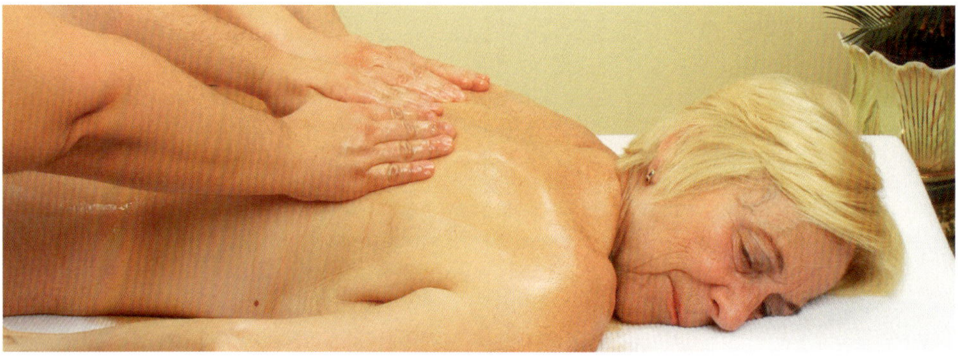

Abhyanga ist eine äußerliche Ölanwendung in Form einer sanften Massage, bei der meist zwei Therapeuten parallel massieren. Die aufgetragenen Massageöle werden oft mit Kräuterzusätzen verfeinert. Massagen wie diese machen die Haut zart, entspannen und fördern den gesunden Schlaf. Auch lassen sie Stress sowie seelische und körperliche Erschöpfungen verschwinden. Sie dienen aber auch dazu, den Körper zu entschlacken und Energie freizusetzen.

Padabhyanga

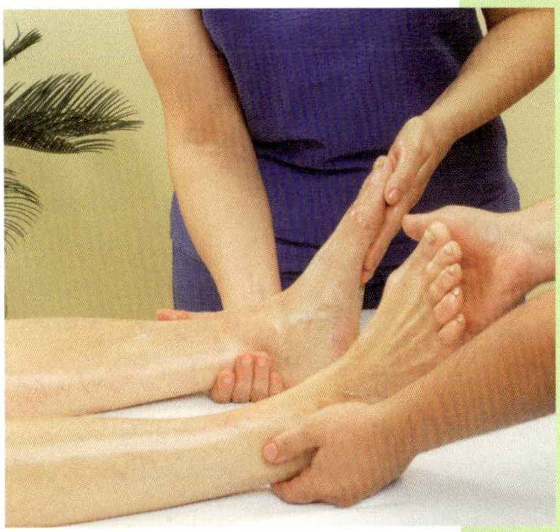

Das Ghee oder Öl wird auf Körpertemperatur erwärmt und auf dem Fuß sanft verteilt. Mit dem Daumen und dem Zeigefinger umkreist man die Fußknöchel und Fersenballen. Auf der Fußsohle wird das Öl mit festem Druck ausgestrichen. Die unteren Zehengelenke werden behutsam geknetet. Diese Behandlung wirkt für den ganzen Körper belebend und kräftigend. Sie heilt trockene, taube, raue, müde und spröde Haut und beseitigt Rauigkeit, Hornhaut und Steifheit der Füße. Die Erholung des ganzen Körpers wird gefördert und Schlafstörungen und Nervosität werden gelindert.

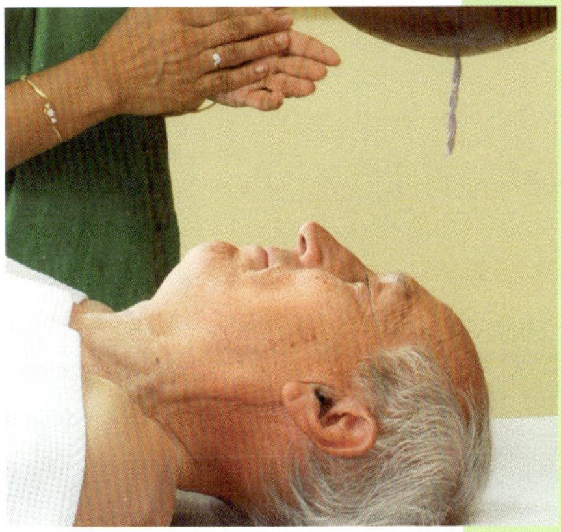

Shirodhara

Shirodhara ist eine Öl-Stirn-Behandlung, die vor allem vegetativ ausgleichend wirkt. In Pendelbewegungen wird dabei Öl über die Stirn gegossen. Indikationen dafür sind Kopfschmerzen, hoher Blutdruck und Tinnitus.

Pizzichilli

Hierbei vereint sich Svedana, also Wärmebehandlung, mit Snehana, der Ölanwendung. Der Patient liegt unter einem warmen Ölstrahl, wobei die Temperatur des Öls behutsam erhöht wird. Auch diese Behandlung unterstützt den Reinigungsprozess des Körpers.

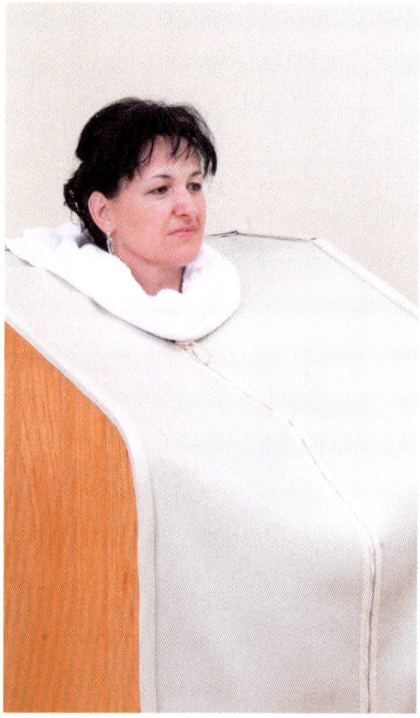

Bashpa Svedana

Bashpa Svedana ist eine Dampftherapie. Der Patient wird mit Heilkräuterdämpfen behandelt. Diese Behandlung hilft, die aufgelösten Giftstoffe im Körper in den Magen-Darm-Trakt zu leiten.

Bei vielen Vata- und Kapha-Erkrankungen spielt die Schwitzbehandlung eine wichtige Rolle. Diese Behandlung ist wirkungsvoll gegen Körpersteifheit, Schweregefühl im Körper und gegen Körperkälte.

Wichtig ist, dass Augen, Herz und Hoden keiner Hitze ausgesetzt werden dürfen.

Die Schwitzbehandllung wird abgebrochen, wenn die Symptome einer erfolgreichen schweißtreibenden Therapie bemerkbar werden. Diese sind Schweißabsonderung, Erholung von Kälte und Steifheit sowie ein Gefühl der Leichtigkeit. Das Hautgewebe fühlt sich weich an.

Expositionskälte und kalte Duschen sollte man innerhalb einer Stunde nach der Schwitzbehandlung nicht durchführen.

Einnahme von verdauungsfördernden Medikamenten

Dies ist in der Vorbereitungsphase wichtig und fördert die Verdauungskraft, welche bei der Eliminierung der toxischen Substanzen eine besondere Rolle spielt. Folgende Mischkräuterpräparate werden für die Verdauungsförderung angewendet: Triphala, Trikatu, Chirtrakadivadi und Dasamoolarishta.

Hauptbehandlungen (Pradanakarma)

Die fünf Hauptbehandlungen sind

- Erbrechen (Vamana),
- Abführen (Virecana),
- Einläufe (Basti),
- Nasya-Anwendungen und
- Aderlass (Raktamoshana).

Durch diese Hauptbehandlungen bzw. die fünf Reinigungsmaßnahmen werden die angesammelten toxischen Substanzen aus dem Körper eliminiert. Um alle diese Hauptbehandlungen durchzuführen, braucht man eine Behandlungszeit von rund sechs Wochen. Man kann die Behandlung auch verkürzen. Etwa bei starken Kapha-Störungen kann man vorwiegend auf therapeutisches Erbrechen setzen, bei starken Pitta-Störungen vorwiegend eine Abführbehandlung wählen und bei starken Vata-Störungen nur Darmeinläufe durchführen. Je nach Bedarf und Krankheitszuständen kann man die Anwendungen auch einzeln durchführen.

1. **Vamana**: Therapeutisches Erbrechen. Hier wird überschüssiges Kapha und Ama im Bereich des Magen-Darm-Traktes eliminiert.
2. **Virecana**: Abführen. Überschüssiges Pitta und Ama im Dünndarm werden entfernt.
3. **Basti**: Darmeinläufe. Überschüssiges Vata und Ama im Dickdarm werden beseitigt.
4. **Nasya**: Nasale Anwendung: Ama und Kapha im Kopfbereich werden ausgeschieden.
5. **Aderlass**: Ama und Pitta werden aus dem Blutgewebe entfernt.

Therapeutisches Erbrechen (Vamana)

Vamana ist indiziert bei Patienten mit Asthma, respiratorischen Erkrankungen, Sinusitis, chronischer Rhinitis und verschiedenen Hautkrankheiten. Die ideale Zeit, mit einer Therapie zu beginnen, ist das Frühjahr. Diese Behandlung sollte unbedingt unter Aufsicht eines Ayurveda-Arztes durchgeführt werden. Bei Herzgefäßerkrankungen, bei Kindern und älteren Menschen und Speiseröhrenerkrankungen ist die Behandlung stark kontraindiziert.

Für das therapeutische Erbrechen ist eine sorgfältige Vorbereitung unbedingt erforderlich. Die Brech-Therapie wird hauptsächlich vormittags durchgeführt. Vor den Behandlungen sollten Kapha-erhöhende Nahrungsmittel (Milch, Reis) eingenommen werden. Es entstehen keine unerwünschten Nebenwirkungen, wenn die Vorbereitungen richtig ausgeführt werden.

Unmittelbar vor der Brech-Therapie sollte viel warme Milch oder warmer Tee oder warmes Wasser getrunken werden (zwei bis drei Liter). Dann wird das

Brechmittel eingenommen. Innerhalb von zehn bis 30 Minuten wird der ganze Mageninhalt herausgebrochen. Nach dem Erbrechen fühlt sich der Patient erschöpft. Er bekommt jedoch ein ganz leichtes Gefühl im Brustkorbbereich. Nach dem Erbrechen sollte sich der Patient ein paar Stunden ausruhen.

Therapeutisches Abführen (Virecana)

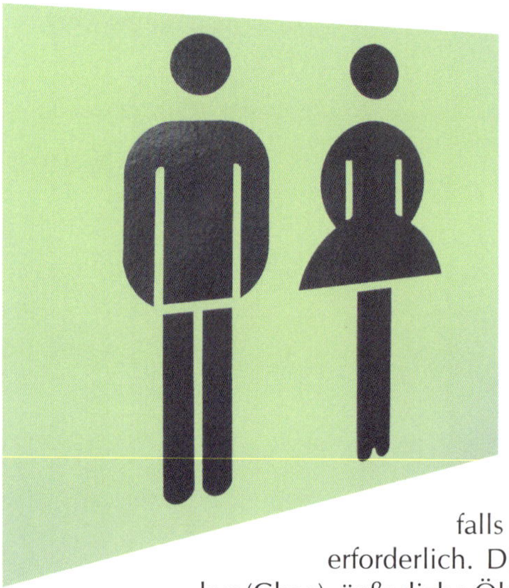

Diese Behandlung wird besonders bei allen Pitta-Störungen durchgeführt. Weiters bei vielen Hautkrankheiten, Erkrankungen von Hals-Nasen-Ohren, Verdauungsstörungen, Hämorrhoiden, chronischen Lebererkrankungen und Herzkrankheiten.

Die Kontraindikationen sind kleine Kinder, ältere Menschen, Drogen- und Alkoholabhängige, Schwangerschaft sowie allgemeine körperliche Schwäche.

Für die Abführbehandlung ist ebenfalls die richtige Vorbereitung zwingend erforderlich. Die Vorbehandlungen sind innere Ölkur (Ghee), äußerliche Ölmassagen und Schwitzbehandlungen.

Die Abführmittel werden am Vormittag eingenommen. Die Behandlung sollte nüchtern durchgeführt werden. Die Abführbehandlung-Dosierung sollte der Körperkonstitution entsprechen. Krankheiten müssen berücksichtigt werden.

Nach der erfolgreichen Abführbehandlung hat der Patient einen besseren Appetit und fühlt sich sehr wohl.

Darmeinlauf (Basti)

Basti wird als die wichtigste Panchakarma-Reinigungsbehandlung betrachtet. In Basti werden medizinierte Öle, Kräuter und Flüssigkeiten angewendet. Die Hauptindikationen sind alle Vata-Störungen, Störungen des Verdauungssystems und Krankheiten des Nervensystems, Rheuma, Lumbago und allgemeine Schwächezustände.

Anwendung von Medikamenten über die Nase (Nasya)

Nasya wird eingesetzt, um Toxine, die sich im Kopfbereich angesammelt haben, zu eliminieren; der Aderlass dient dazu, um die Toxine aus dem Blutgewebe zu entfernen. Ayurveda-Experten behandeln Erkrankungen, die im Kopf lokalisiert sind, mit nasalen Applikationen.

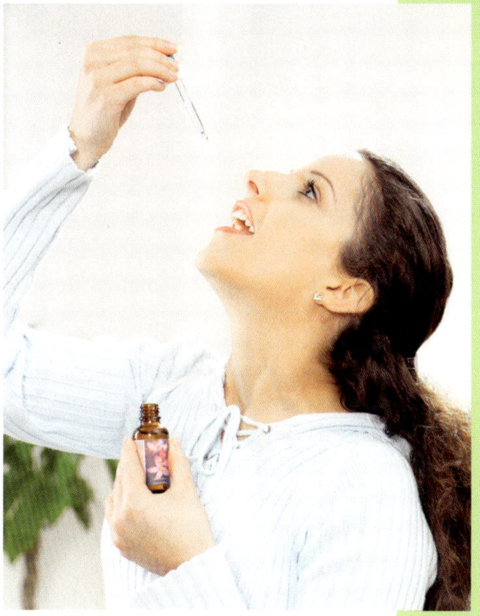

„Denn die Nase ist die Pforte des Kopfes, durch die Erkrankungen im gesamten Kopfbereich beseitigt werden können."

Carakasutra Si 9.88

Neben den allgemeinen Wirkungen lassen sich mittels der verschiedenen Formen von Nasya differenziert Heilreize bei unterschiedlichen Indikationen setzen. Auch chronische und schwerwiegende Erkrankungen können durch Nasya positiv beeinflusst werden. Man unterscheidet grundsätzlich reinigende von harmonisierenden Verfahren. In gemilderter Form wird Nasya als Teil der täglichen Morgenhygiene empfohlen und dient als gesundheitsfördernde sowie präventive Maßnahme.

Die Ausleitungsverfahren, die über den Verdauungstrakt durchgeführt werden, reichen zumeist nicht aus, um die Ablagerungen und überschüssigen Doshas aus dem Kopfbereich zu beseitigen. Deswegen wurde im Ayurveda diese spezielle Technik der Nasya-Behandlung entwickelt.

Vordergründig wirkt Nasya auf die Nasenschleimhäute und reinigt die nasalen Kavernen und Nasennebenhöhlen. Die systemischen Wirkungen werden durch nervale, hormonelle und emotionale Impulse ausgelöst. Sowohl eine selektive Durchlässigkeit der Bluthirnschranke für die fettlöslichen Nasya-Heilmittel als auch eine Rückkoppelung über Rezeptoren in der Mucosa des Nasen- und Nasenrachenraumes wären als Erklärung für die Wirkung denkbar.

Das klassische Indikationsspektrum der Nasya-Therapie ist sehr breit. Mit Hilfe von Nasya können fast alle Erkrankungen, die oberhalb des Schlüsselbeins lokalisiert sind, positiv beeinflusst werden. Besonders hervorzuheben sind Erkrankungen in diesem Bereich, die durch das Vata-Dosha verursacht werden (Verspannungen, Lähmungen, degenerative Zustände) sowie Störungen der Sinnesorgane. Auch ein Großteil der Erkrankungen aus dem Hals-Nasen-Ohrenbereich, aus dem ophthalmologischen Bereich (Augen) sowie Erkrankungen der Zähne und Haare gehören dazu.

Kontraindikationen sind akute Erkältung, akutes Fieber, starke Erschöpfung und Gravidität (Schwangerschaft).

Bei Nasya-Anwendungen unterscheidet man verschiedene Formen:

- eine harmonisierende (Samana),
- eine reinigende (Sodhana) und
- eine nährende (Brmhana).

Die harmonisierende Form von Nasya dient zum Ausgleichung der Doshas im Kopf-, Hals- und Nackenbereich. Besonders wirksam ist die Form bei Vata-Symptomen.

Zur Behandlung von Bewusstseinsstörungen (Epilepsie, Koma, Vergiftungen) wird eine reinigende Nasya-Form angewendet. Die nährende Form von Nasya wird anabolisch auf das Gewebe im Kopf- und Nackenbereich hauptsächlich bei Schwäche und degenerativen Symptomen der Muskulatur angewendet.

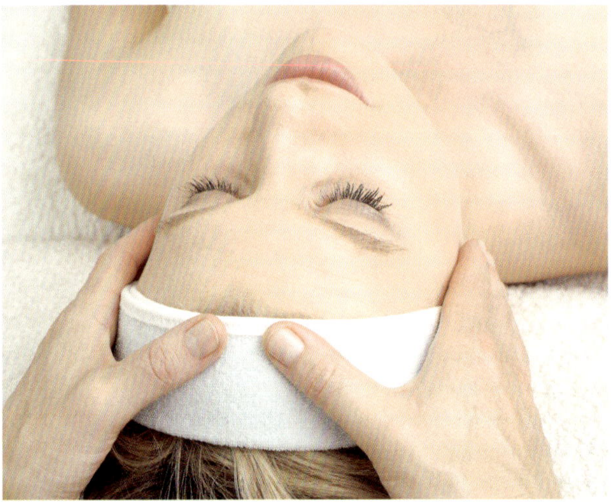

Im Rahmen von Panchakarma wird Nasya fast immer mit Ölen durchgeführt. Nasya sollte möglichst am Vormittag angewendet werden. Als Vorbehandlung werden eine lokale Ölmassage und eine milde Wärmebehandlung im Kopf-, Nacken- und Gesichtsbereich vorgenommen.

Bei der Hauptbehandlung sollte der Kopf rekliniert sein (in Rückenlage und Kopftieflagerung). Das Öl wird leicht erwärmt und mit einer Pipette eingetropft, welches in den Rachen fließt und durchaus Irritationen hervorrufen kann. Der Patient verweilt auf der Liege und sollte während der gesamten Prozedur nicht laut sprechen, lachen oder den Kopf ruckartig bewegen. Eine sanfte Massage von Nacken und Schultern wird im Anschluss daran durchgeführt.

Nach der Behandlung sollte der Patient einige Minuten in Rückenlage nachruhen. Die Ruhephase sollte sich über den Zeitraum eines ganzen Tages erstrecken. Der Patient darf dabei aber nicht einschlafen. Zu empfehlen sind leicht verdauliche Nahrungsmittel. Ein Aufenthalt im Freien bei Rauch, Staub, Kälte oder Wind, Durchzug, kaltes Duschen, Barfuß gehen und lange Fahrten sind zu vermeiden. Es ist sehr wichtig, den Kopf den ganzen Tag vor Reizen zu schützen und warm zu halten. Auch sollten die Sinne nicht stark beansprucht werden (durch Lesen, Fernsehen oder laute Musik). Emotional beanspruchende Situationen müssen vermieden werden.

Die positiven Anzeichen einer gelungenen Nasya sind ein Gefühl der Leichtigkeit und Klärung im Kopf, befreite Atemwege, geistige Klarheit, guter Schlaf und erholtes Erwachen.

Durch die tägliche Anwendung von geringen Mengen Fett im Nasenbereich werden die Schleimhäute der oberen Atemwege gepflegt und in ihrer Funktion unterstützt. Besonders zu erwähnen sind Rhinitiden, allergische Rhinitis und Kopfschmerzen. Als Öl wird zur täglichen Anwendung traditionell Anu-Thailam empfohlen. Die einfachste Alternative ist das Sesamöl. Zwei Tropfen täglich für jedes Nasenloch sind ausreichend.

Therapeutischer Blutentzug – Aderlass (Raktamoskana)

„Gereinigtes Blut verleiht dem Menschen Kraft, gesunde Haut, gutes Aussehen, einen freudigen Gemütszustand und ein langes Leben. Das Blut verbindet die belebten Wesen mit ihrem Lebenshauch."

Carakasamhita Su 24.4

Der Aderlass gilt als Maßnahme zur systemischen Reinigung, ist also geeignet bei Erkrankungen, die sich im ganzen Körper manifestieren. Eine ideale Wirkung erzielt man früh morgens, nach Vollmond. Der Patient sollte nüchtern sein. Es wird eine Armvene in der Armbeuge mittels Einmalkanüle abpunktiert. Erfahrungsgemäß entweicht zuerst das verunreinigte Blut, das eine dunkle Färbung besitzt. Durchschnittlich werden 100 bis 130 ml Blut entfernt.

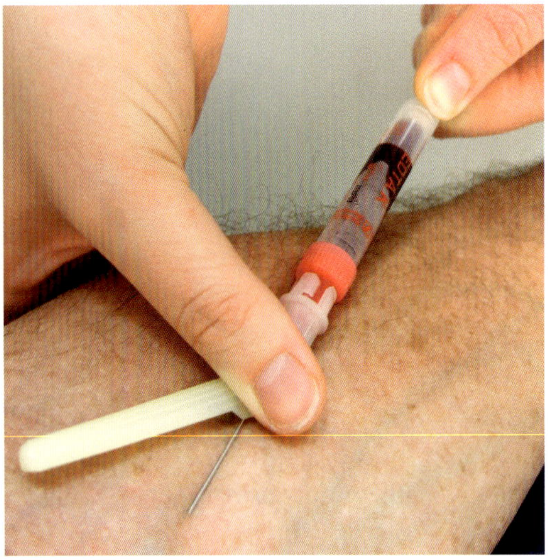

In der ayurvedischen Chirurgie misst man dem Blutgewebe sogar eine Dosha-Gleichstellung bei. Daher wird der Blutentzug zu den fünf wichtigsten Ausleitungsverfahren (Panchakarma) gezählt.

Die ayurvedischen Indikationen für den Blutentzug beziehen sich vor allem auf Symptome, die ein „verunreinigtes Blutgewebe" (Rektadhatu) zu erkennen geben. Diese sind dermatologische, entzündliche, abszess- und fäulnisbildende Erkrankungen sowie Gicht- und Pitta-artige Symptome (Hitzegefühle, Brennen, Schwindel, Aggressionen).

Als besonders wirksam hat sich der Blutentzug auch bei arterieller Hypertonie, Varikosis (Krampfadern) und Gefäßwandablagerungen erwiesen.

Kontraindikationen für einen Aderlass sind Personen jünger als 16 oder älter als 80 Jahre, postpartale Gravidität (Phase nach der Entbindung), allgemeine Schwäche, Diarrhö (Durchfall), Emesis (Erbrechen), ausgeprägte Dyspnoe (Atemnot), Anämie (Blutarmut) und hämorrhagische Bluterkrankungen.

Nach dem Aderlass ist das Auge gegen Lichtstrahlung und Hitze empfindlich. Deswegen sollten in den ersten zwei Tagen Sonne, Fernsehen, Kino, Computer-Monitor und alle anderen blendenden Lichtstrahlen gemieden werden. Körperliche Belastung, Kälte, Tagesschlaf, emotionale Erregungen und hitzige Diskussionen sollten für den Rest des Behandlungstages vermieden werden. Mögliche auftretende Nebenwirkungen sind leichte Kopfschmerzen und Müdigkeit.

Leichte Kost (Gemüse, Reis, Getreide, Milch, Ghee) ist empfehlenswert. Stark erhitzende, kalte, scharfe und saure Nahrungsmittel sind in den folgenden zwei Tagen zu meiden. Der Aderlass sollte alle sechs Monate wiederholt werden.

Vorteile der Panchakarma-Therapie

Die metabolischen Toxine in den Organen und verschiedenen Systemen des Körpers werden ausgeschieden. Die Einnahme von Medikamenten bei vielen chronischen Krankheiten kann nach der Panchakarma-Behandlung in den meisten Fällen reduziert werden.

Wenn die Panchakarma-Therapien richtig durchgeführt werden, sind keine Komplikationen zu erwarten. Diese Behandlung kann von ayurvedisch ausgebildeten Ärzten ambulant oder stationär durchgeführt werden.

Nachbehandlung (Pascat-Karma)

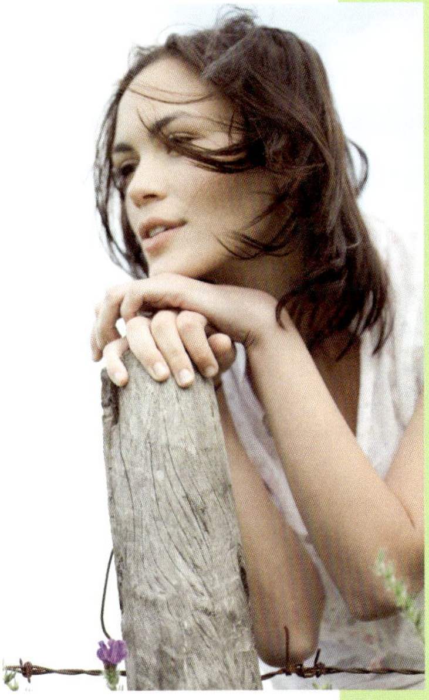

Nach den Hauptbehandlungen (Ausleitungsverfahren) ist eine Nachbehandlung erforderlich. Die Zeit der Nachbehandlung sollte mindestens so lange sein wie die Hauptbehandlung.

Bei den Nachbehandlungen sind die folgenden Regeln einzuhalten:

- entsprechende Ernährung,
- Einnahme ayurvedischer Medikamente,
- körperaufbauende und regenerierende Therapien,
- Entspannungsübungen sind durchzuführen.

Die entsprechende Ernährung nach dem Ausleitungsverfahren ist erforderlich, da die meisten Patienten körperlich geschwächt sind.

In dieser Zeit sollte man mit leicht verdaulichen und warmen Nahrungsmitteln beginnen wie z.B. Getreidesuppe sowie wenig gewürzten Speisen. Rohkost, gebackene und gebratene Nahrungsmittel sowie Milchprodukte sollten in der Anfangsphase in geringen Mengen konsumiert werden.

Nach ca. einer Woche kann man wieder normale Speisen zu sich nehmen.

Da die Toxine nach der Entschlackung ausgeschieden werden, werden die ayurvedischen Medikamente in der Nachbehandlungsphase gut aufgenommen.

Chronisch kranke Menschen, die mehrere Medikamente benötigen, können die Dosis der Medikamente nach der Entschlackung deutlich reduzieren.

Ayurvedische Medikamente in der Nachbehandlungszeit dienen

- bei gesunden Menschen zur Stärkung des Immunsystem,
- bei kranken Menschen zur Beseitigung ihrer Krankheiten.

Die Medikamente für gesunde Menschen sind Rasayana und Vajikarana.

Rasayana sind körperaufbauend und regenerierend. Gute Rasayana sind Milch, Honig, Ghee und Nahrungsmittel mit hoher Qualität.

Es gibt verschiedene fertig gemischte ayurvedische Kräuter-Rasayana. Sie sind

- gewebeaufbauend,
- konstitutionsverstärkend,
- organverstärkend und
- wirksam bei anderen Krankheiten.

Ein berühmtes Rasayana, das für die tägliche Anwendung zu empfehlen ist, heißt Chyavanaprasa. Es wirkt regenerierend und ist ab dem 30. Lebensjahr täglich zur Einnahme geeignet.

Vajikarana wirkt aphrodisierend. Die Einnahme stärkt die Reproduktionsgewebe und fördert den gesunden Nachwuchs. Zusätzlich wird die sexuelle Energie bis ins hohe Alter erhalten.

Die Medikamente für kranke Menschen werden in Form von Kräuterwein (Arishta) und Kräuterpulver (Curna) hergestellt. Sie wirken spezifisch auf Krankheiten und Organe.

Entspannungsübungen sind Tanzen, Musik und harmonisierende Maßnahmen wie Yoga und Meditation. Alle diese Übungen fördern die körperliche und geistige Gesundheit.

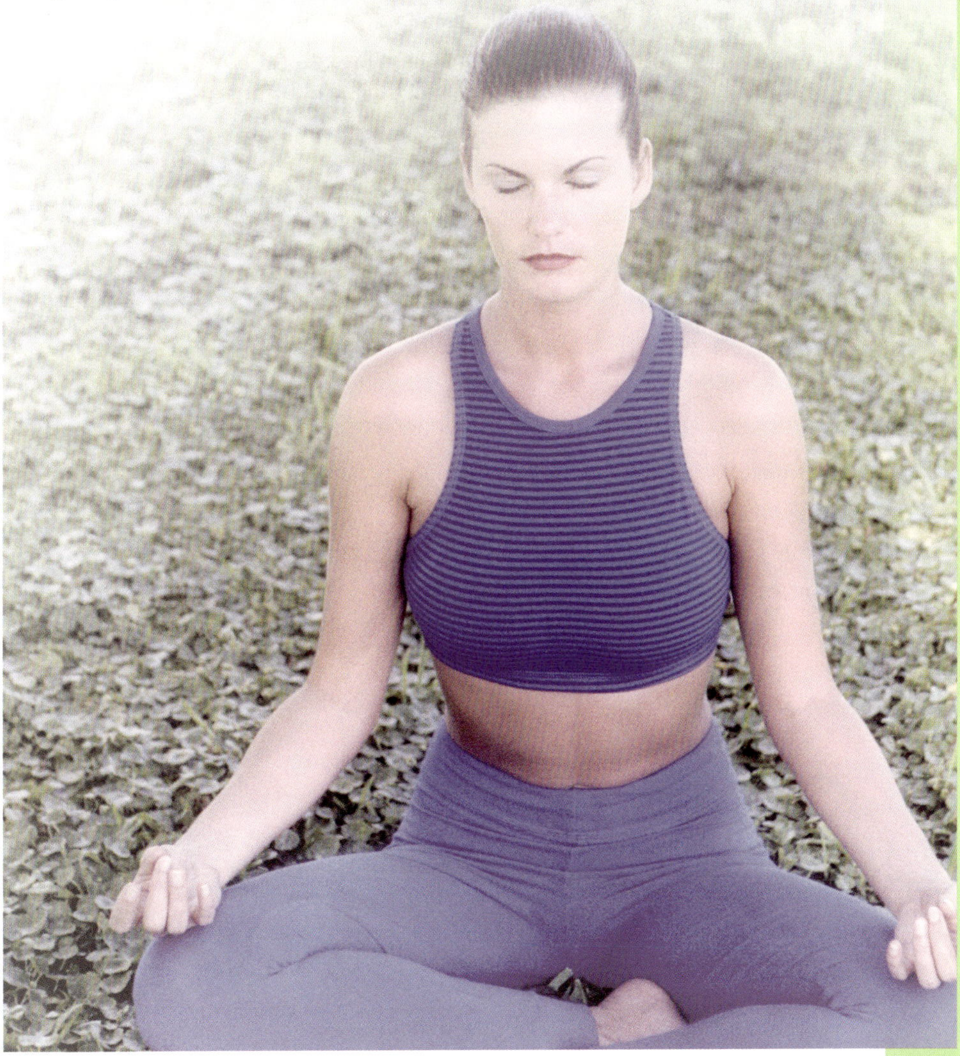

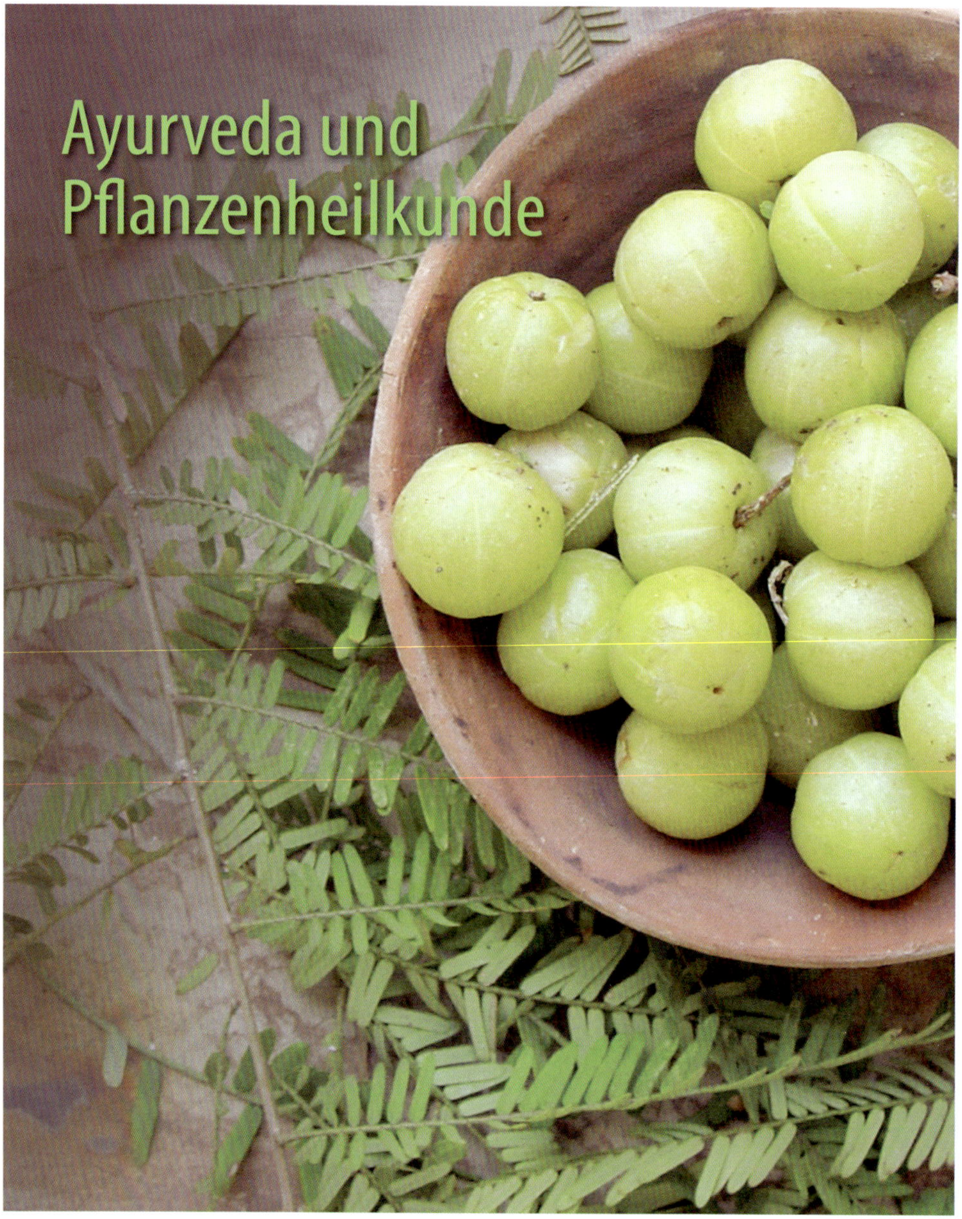
Ayurveda und
Pflanzenheilkunde

„Die Essenz aller Dinge ist die Erde. Die Essenz der Erde ist das Wasser. Die Essenz des Wassers sind die Pflanzen. Die Essenz der Pflanzen ist der Mensch.“

Chandogya Upanishad 1.1.2

Heilpflanzen bilden im Westen wie im Osten die Grundlage traditioneller und ganzheitlicher Therapieformen. In China und Indien hat sich die Beschäftigung mit pflanzlichen Heilmethoden besonders stark entwickelt. Jahrtausendelange Erfahrungen folgten einem meditativen „Erschauen“ der Wirkungsweisen. Niemals aber wurde der Einsatz der Pflanzen ohne spirituellen Hintergrund vollzogen. In sehr alten Ayurveda-Texten liest man von Meditationen, zu denen Pflanzen imstande sind.

In den Veden ist die Gottheit Agni, das Prinzip des Feuers, auch der göttliche Wille, der die Welten erbaut und aus der gesamten Schöpfung eine Folge von Selbsttransformationen macht. Aufgabe der Pflanzen ist es, Licht in Leben zu verwandeln. Die Verwandlung von Licht zu Leben geschieht in der Pflanze mit Hilfe der Photosynthese. Aufgabe des Menschen ist es, Leben in Bewusstsein zu verändern. Dies geschieht durch Wahrnehmung der Außen- und der Innenwelt. In der Außenwelt ist die Sonne die Quelle des Lichts. Die innere Sonne wird in den Veden Purusha (auch Atman) genannt. Damit ist das absolute, nur in sich selbst ruhende Bewusstsein gemeint. Ihm gegenüber steht Prakriti, jenes Prinzip, das alle Formen von Aktivität hervorbringt.

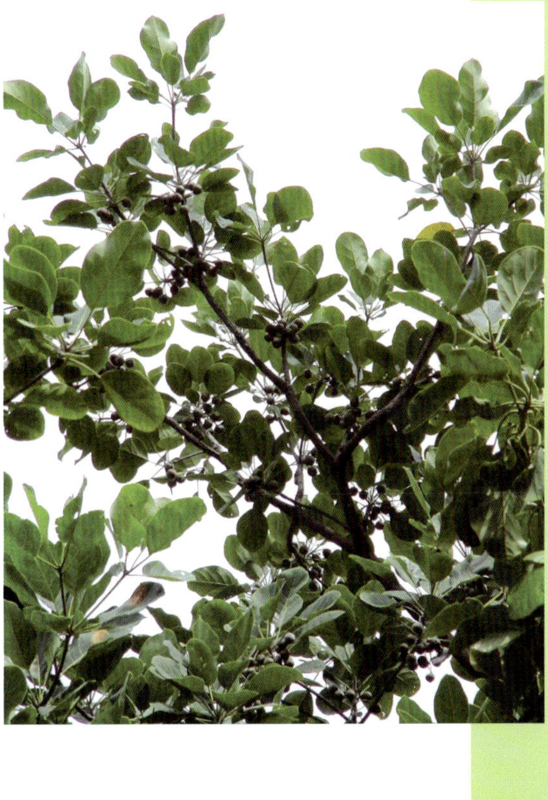

Purusha	Prakriti
Bewusstsein	Materie
Absolut	Relativ
Männlich	Weiblich
Unveränderlich	Veränderlich
Sein	Nichtsein
Realität	Schein
Eines	Vieles
Stille	Aktivität
Potential	Verwirklichung
Subjekt	Objekt
Erkenner	Erkanntes

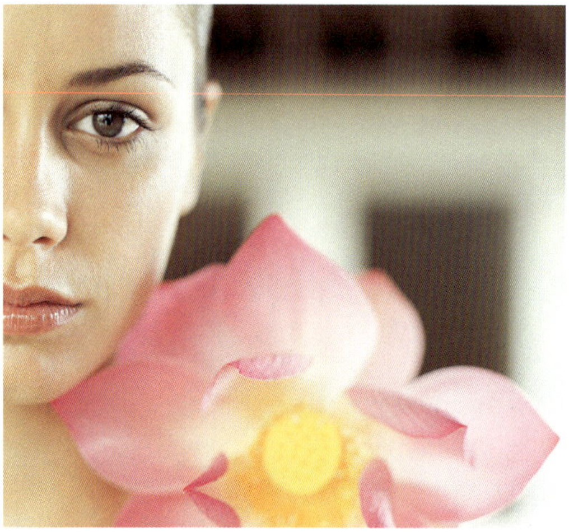

Allem Feinstofflichen steht in Ayurveda das Stoffliche gegenüber. Materie und Geist stehen zueinander in Beziehung; Purusha erkennt Prakriti, ohne selbst Teil von ihm zu werden. Es ist ein Merkmal ganzheitlicher Heilkunden, dass eine einseitige Betrachtungs- und Behandlungsweise niemals den gewünschten Erfolg bringt. Einer messbaren Heilwirkung der Pflanzen steht eine spirituelle Veränderung zur Seite. Durch die Pflanzen nehmen wir an der Energie der Sonne teil. Durch unsere innere Sonne sind wir Teil von Purusha.

Zwischen westlicher und indischer Pflanzenkunde gibt es einige Unterschiede. Während es zu den wichtigsten Heilpflanzen im ayurvedischen System keine westliche Entsprechung gibt, werden viele westliche Pflanzen, wie Myrica cerifera, Berberitze und Kalmus, in Indien häufig verwendet.

Die Pflanzenheilkunde ist sicher einer der größten Schätze der Ayurveda-Medizin. Dabei gibt uns die ayurvedische Pflanzenkunde nicht nur Auskunft über spezielle Arzneipflanzen, sondern einen Weg zum Verständnis aller Heilpflanzen.

Über 700 von ihnen werden in den ayurvedischen Schriften detailliert in ihrer Wirkung beschrieben. Noch umfangreicher sind die historischen Rezeptsammlungen der Kombinationspräparate (Tees, Pillen, fermentierte Präparate, Öl-Medikamenten-Mischungen und andere Fettpräparate, medizinische Aschen). Es werden auch mineralische und metallische Grundsubstanzen in Ayurveda verwendet und in sehr aufwändigen Verfahren gereinigt und potenziert. Das Verfahren dazu wird ayurvedische Alchemie (Rasa-Shastra) genannt. Mineralische und metallische Substanzen werden in feinster Asche zerrieben. Moderne Laboruntersuchungen haben ergeben, dass sich durch dieses alchemistische Verfahren Nano-Teilchen bilden.

Ayurvedische Heilmittel werden nach strengen Regeln hergestellt und unterliegen in ihren Erzeugerländern strengen Qualitäts- und Reinheitskontrollen. In den meisten Fällen treten keine Nebenwirkungen oder Komplikationen auf. Die verwendeten Heilpflanzen wirken über Anregung des Verdauungsfeuers, beseitigen die Schlacken und fördern die Regeneration des Gewebes.

Die Grundlagen der ayurvedischen Pflanzenheilkunde sind:

- **Rasa:** Geschmäcker, die auf bestimmte Körperfunktionen einwirken.
- **Guna**: 20 physikalische Eigenschaften.
- **Vipaka**: Wirkung über die Verdauung im Köper.
- **Virya**: Thermische Einwirkung (warm-kalt).
- **Prabhava**: Spezifisch pharmakologische Wirkung.

Alle diese Eigenschaften sollten bei Kräuteranwendungen zur Wirkung gelangen.

Ayurveda verwendet auch viele Lebensmittel und Gewürze als Heilmittel, wie z. B. Ghee oder Kurkuma. Neben der Verfeinerung des Geschmacks

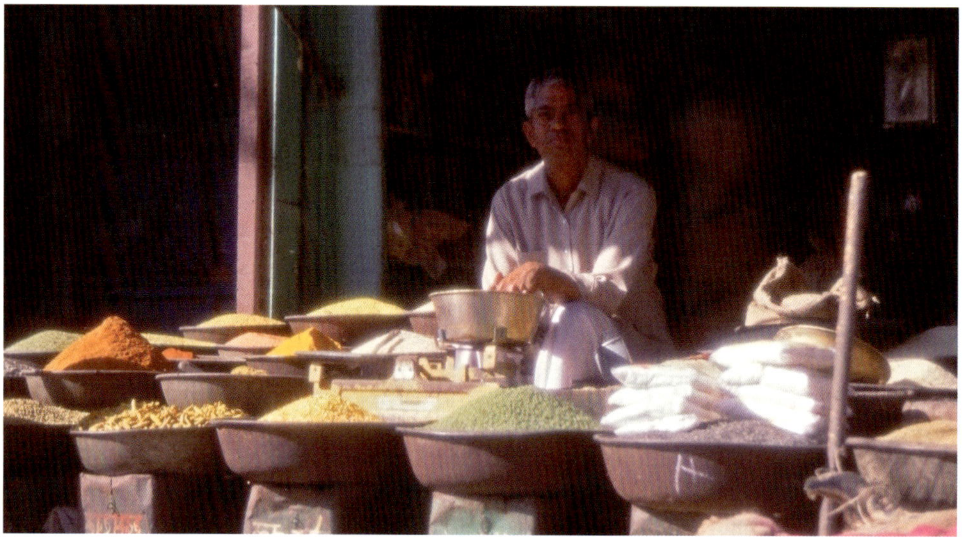

erzielen die Gewürze über ihre Wirkstoffe deutliche Verbesserungen des Gesundheitszustandes.

Ghee wird auch als Heilmittel verwendet. Diese besondere Art von Butterschmalz weist eine stark wirkende Trägersubstanz auf, welche in der Lage ist, die jeweiligen Heilstoffe in tieferes Körpergewebe zu transportieren. Aus diesem Grunde werden viele Heilkräuter in Verbindung mit Ghee angeboten.

Kurkuma ist Hauptbestandteil in zahlreichen Gewürzmischungen. Es beseitigt sowohl Parasiten im Darm als auch Juckreiz bei Hautkrankheiten.

Umgekehrt sind nach ayurvedischen Prinzipien verwendete Heilmittel auch Lebensmittel. Ashvagandha und Amalaki sind Produkte pflanzlichen Ursprungs, die sowohl als Lebensmittel als auch als Heilmittel zur Anwendung gelangen.

Zubereitung ayurvedischer Heilmittel

Kashaya sind spezielle Extrakte, die im ayurvedischen Dekokt (Kräuterdekokt) genannt werden. Die Kräuter werden mit 16 Teilen Wasser auf kleiner

Flamme gekocht, bis Dreiviertel des Wassers verkocht ist. Der Rest wird dann abgeseiht und das Dekokt mit Zucker, Honig etc. in angemessener Dosis eingenommen. Einige im Handel erhältliche Kashayas in Extraktform sind Dasamula, Eranda-mula, Manjistadi, Pathyadi, Punar-navadi, Rasnadi, Varunadi etc. Kashaya sollte immer frisch zubereitet sein.

Churnas sind verschiedene Heilpflanzen in Pulverform, die sehr häufig angewendet werden. Traditionell stellt man sie mit verschiedenen Mörsern her und filtert sie durch Leinentücher. Jede Pflanze/Substanz, die für ein Rezept erforderlich ist, wird einzeln pulverisiert und dann mit den anderen Pulvern vermischt.

Churnas werden mit einer Trägersubstanz wie Honig, Rohrzucker, Wasser oder mit Ghee (Butterschmalz) angewendet. Einige im Handel erhältliche Churnas sind Ashwagandha, Arjuna, Avipatti, Bilvadi, Brahmi, Dinadayala, Gandhaka, Navayasa, Pippali, Silajatu Shatavari, Sitopaladi etc.

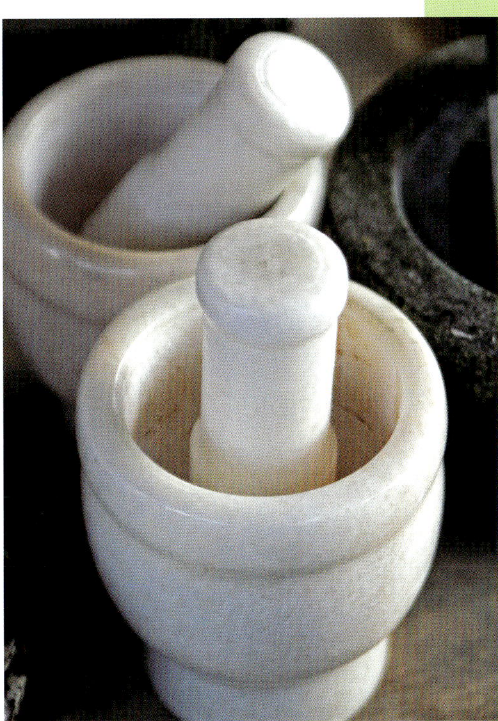

Vatis sind Heilmittel in Tabletten-, Pillen- oder Dragéeform. Es gibt in Ayurveda eine Vielzahl von Heilmitteln in Form von Pillen/Dragées und Tabletten. Vatis werden heute maschinell hergestellt, und nur Vaidyas (traditionelle Ayurveda-Ärzte) stellen ihre Vatis auf traditionelle Weise her, indem ein Teig aus verschiedenen Churnas, Rohrzucker, Honig, eventuell Öl und Dekokten zubereitet wird. Aus diesem Teig werden Vatis in verschiedenen Größen hergestellt. Einige im Handel erhältliche Vatis sind Agni-tundi, Arogya-vardhini, Brahmi, Citrakadi etc.

Guggulus sind Pillen, die hergestellt werden, indem pulverisiertes Pflanzenmaterial und andere Substanzen wie Salze etc. mit Guggulu, dem gereinigten Harz von Commiphora mukul, vermischt und zu Pillen gedreht werden. Guggulu ist ein Bindemittel, welches gleichzeitig eine medizinische Wirkung beinhaltet. Einige im Handel erhältliche Guggulus sind Kaisora-guggulu, Kanca-nara-guggulu, Simha-nada-guggulu, Triphala guggulu, Yogaraja guggulu etc.

Arishtas sind arzneiliche Weine oder fermentierte Getränke. Ayurveda nutzt eine Vielzahl von arzneilichen Weinen, die Heilpflanzendekokt, Gewürze, Rohrzucker und Honig enthalten. Arishtas werden vom Körper leichter aufgenommen. Einige im Handel erhältliche Arishtas sind Abhay-arishta, Asoka-arishta, Asvaghanda-aristha, Sarasvata-aristha, Vasa-aristha etc.

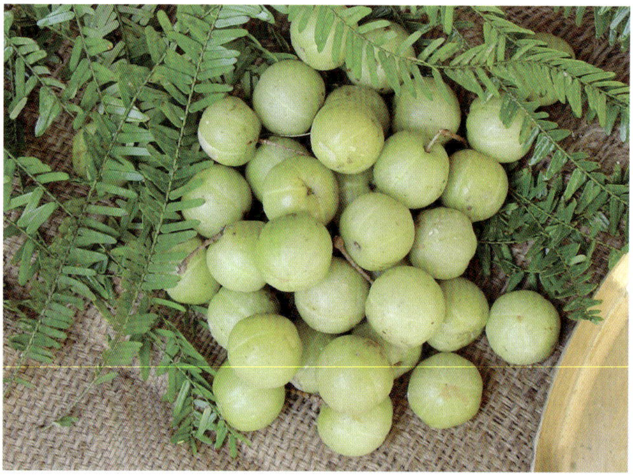

Avalehas sind arzneiliche Gelees. Für Avalehas werden Amalaki-Früchte, Haritaki-Früchte u.a. mit Pflanzendekokten, mit Gewürzen gekocht und mit Rohrzucker, Jaggery, Honig, Ghee (Butterfett) und eventuell Churnas vermischt. Beispiele für solche Art von Gelees sind Chyavanprash, Chitrak Haritaki etc. Letztere sind Rasayanas, Mittel zur Förderung von Vitalität, Aufbau und Immunität.

Tailas sind arzneiliche Öle. Wurzeln, Rinden, Blüten und andere Pflanzenteile werden mit der sechzehnfachen Menge Wasser zu einem Dekokt gewandelt, indem man das Wasser so lange kochen lässt, bis drei Viertel davon verkocht sind. Das Dekokt wird danach gefiltert und anschließend im Verhältnis 4:1 mit Sesamöl verkocht. Wenn das Wasser verdampft ist, ist die arzneiliche Wirkung vollständig in das Öl übergegangen. Diese Öle werden äußerlich für ayurvedische Massagen verwendet. Einige im Handel erhältliche Tailas sind Anu-taila, Dhanvantara-taila, Jatyadi-taila, Narayana-taila, Pinda-taile, Sacacaradi-taila etc.

Ghritas sind arzneiliche Ghees. Ghritas werden in ähnlicher Weise wie Tailas aus Ghee und Heilkräutern hergestellt. Sie werden oral eingenommen und auch äußerlich angewendet. Beispiele für Ghritas sind Brahmi-ghrita, Mahatiktaka-ghrita, Triphala-ghrita, Satavari-ghrita etc.

Bhasma sind speziell zubereitete veraschte Metalle und Mineralien. Sie wirken sehr schnell. Lauha bhasma z.B. wird aus feinen Eisenplättchen hergestellt, die mit verschiedenen Kräutern versetzt werden können. Shankha bhasma wird in ähnlicher Weise aus Muscheln hergestellt, wobei das gewonnene Pulver noch mehrmals mit Zitronensaft vermischt wird. Shankha bhasma beseitigt Koliken und wirkt gegen eine Übersäuerung des Magens.

Einnahmezeiten

- Nüchtern: Ayurvedische Heilmittel wirken auf leeren Magen am stärksten, sind geeignet für kräftige Patienten und bei Kapha-Krankheiten.
- Nach der Mahlzeit: Es werden hauptsächlich Guggulu und alkoholische Präparate eingenommen.
- Mit der Nahrung vermengt: heikle Patienten, Aversionen gegen Kräutermittel.

Adjuvans (Trägersubstanz)

Wenn ayurvedische Kräuter mit Trägersubstanzen eingenommen werden, werden sie besser absorbiert. Gängige Trägersubstanzen sind Honig, Milch, Ghee, Zucker, warmes Wasser etc.

Haltbarkeit

Kräuterpräparate:	**Vati, Öle und Ghee:**	**Arishta und Bhasma:**
6 bis 12 Monate	2 Jahre	4 Jahre

Ayurvedische Behandlungen

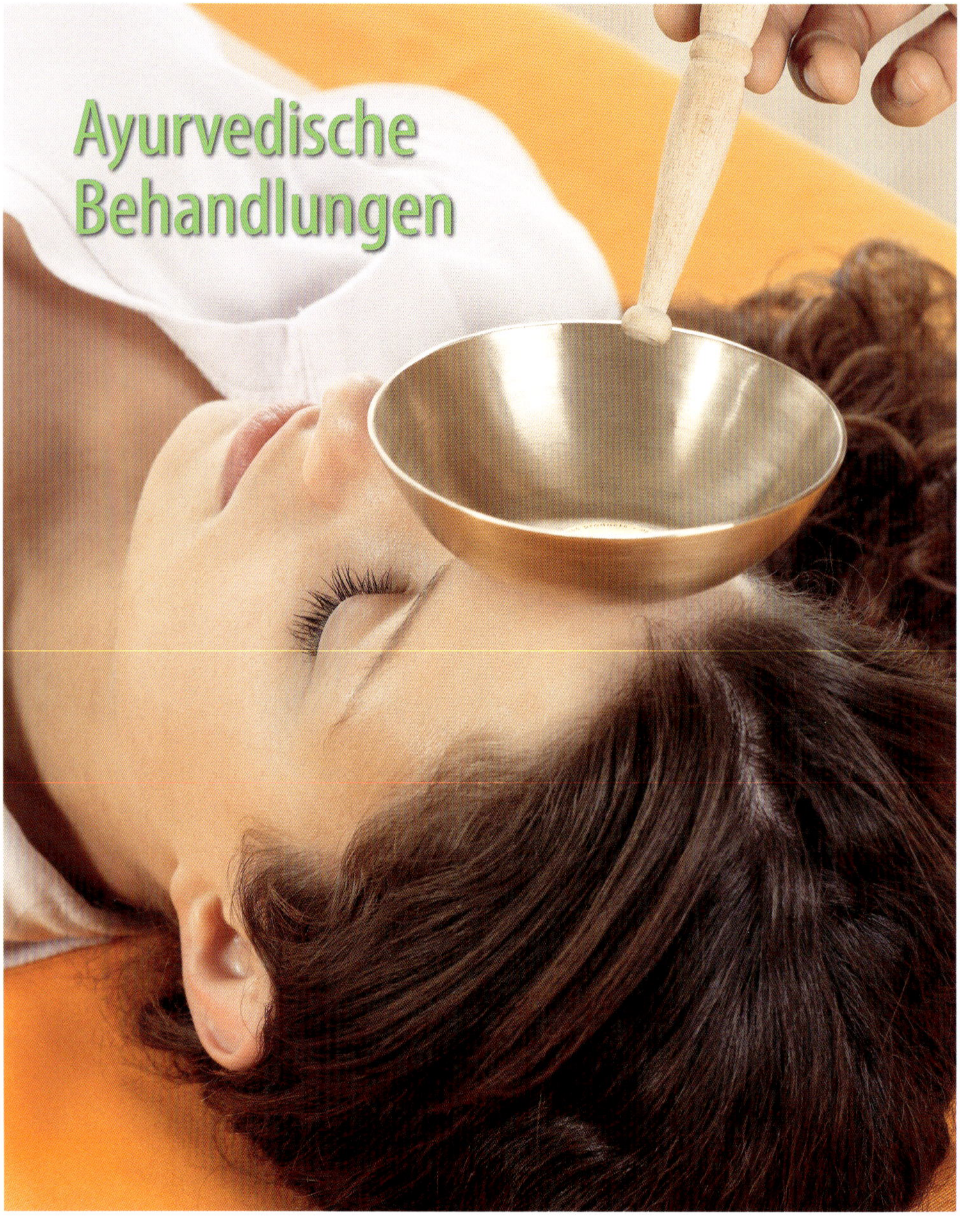

In diesem Kapitel werden einige wesentliche Anwendungsmöglichkeiten der Ayurveda-Medizin vorgestellt. Sie zeigen, wie man auch in unserer modernen Medizin Ayurveda sinnvoll einsetzen kann und warum es sich bei Ayurveda um eine von der WHO anerkannte medizinische Heilmethode handelt.

Gynäkologie

Ayurveda bietet in der Frauenheilkunde zahlreiche Empfehlungen und Behandlungsmethoden. Eine Vata-Störung ist die vorwiegende Ursache bei vielen gynäkologischen Krankheiten.

Menstruationszyklus

Aus ayurvedischer Sichtweise dauert der Zyklus ca. 28 Tage und besteht aus drei Phasen.

Die erste Phase ist die Zeit der Blutung und diese dauert drei bis sieben Tage. Hier ist Vata-Dosha am stärksten.

Die zweite Phase ist die Zeit nach der Menstruation und dauert 12 bis 16 Tage. In dieser Phase findet die Ovulation statt. Die Empfängnisbereitschaft ist zu diesem Zeitpunkt am optimalsten. Hier ist Kapha-Dosha am stärksten.

Die *dritten Phase* dauert neun bis 13 Tage. Während dieser Zeit sollten weder Schmerzen noch Brennen im Unterleib vorliegen. In der dritten Phase ist Pitta-Dosha am stärksten.

Bei Menstruationsproblemen sind Vata-Dosha am meisten gestört und die Wurzel für Unterleibsbeschwerden.

Während der Menstruation ist das Verdauungsfeuer abgeschwächt. Schwer verdauliche Speisen können nicht verarbeitet werden, daher ist leichter verdauliche Nahrung vorzuziehen.

Es sollte zu keinem Tagesschlaf kommen. Durch den Tagesschlaf wird Kapha erhöht und die Verdauungskraft noch weiter vermindert.

Es darf zu keinen körperlichen Anstrengungen kommen und es soll auch kein heißes Bad genommen werden. Letzteres kann den Blutverlust verstärken. Es sollte auch während der Regel der Geschlechtsverkehr vermieden werden. Dies kann eine Vata-Störung verursachen.

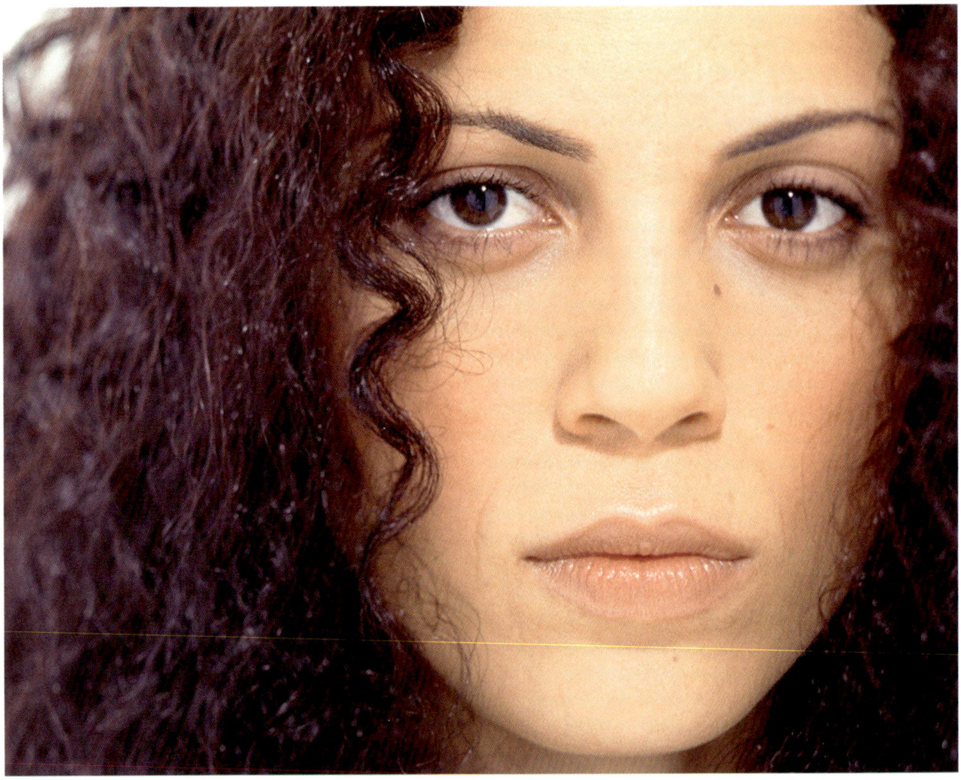

Regelstörungen sind etwa

- abgeschwächte oder keine Regelblutung (Amenorrhö),
- starke Regelblutung (Hypermonorrhö),
- unregelmäßige Blutung (Metrorrhagie),
- schmerzhafte Regelblutung (Dysmenorrhö).

Abgeschwächte oder keine Regelblutung (Amenorrhö)

Die Ursache kann primär, wenn der Uterus zu klein ist, oder sekundär durch Krankheiten (Tuberkulose, Magersucht) entstehen.

Wenn der Uterus zu klein ist, sind das Gewebe aufbauende Nahrungsmittel und die Einnahme von Kräutern wie Aloe vera, Safran und Kurkuma, Shata veri hilfreich.

Zusätzlich wirken auch ayurvedische Massagen wohltuend.

Starke und unregelmäßige Blutung (Hypermenorrhö, Metrorrhagie)

Eine Blutung wird als stark bezeichnet, wenn die Menstruationsblutung mit Abgang von großen Blutstockungen verbunden ist (Hypermenorrhö). Eine Blutung außerhalb des normalen Menstruationszyklus wird als unregelmäßige Blutung bezeichnet (Metrorrhagie). Die Ursachen sind meistens Endometriose oder Gebärmuttertumore.

Zusätzlich zur schulmedizinischen Behandlung sind folgende Ayurveda-Behandlungen hilfreich:

- süße, kühlende und herbe Nahrungsmittel,
- ayurvedische Reinigungsbehandlungen (Panchakarma),
- regelmäßige Kräuterdarmeinläufe,
- die Einnahme von Ashwagandha-, Guggulu- und Guduchi-Kräutern.

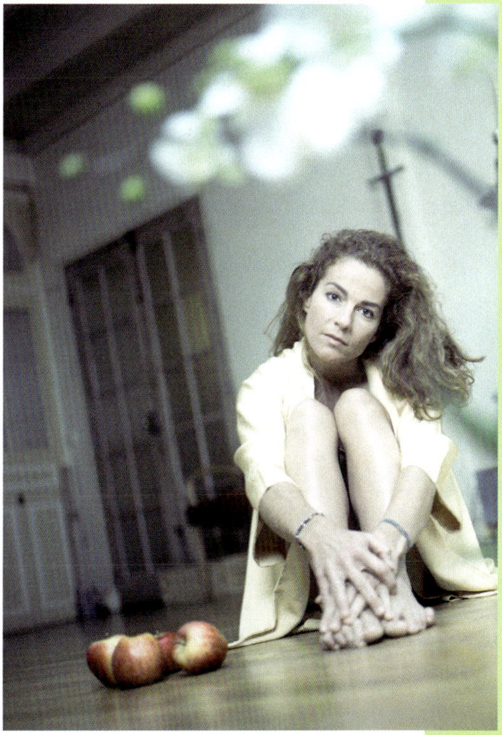

Schmerzhafte Regelblutung (Dysmenorrhö)

Die Symptome sind Krämpfe, Übelkeit und Schmerzen. Hier besteht eine erhöhte Vata-Störung.

Hilfreiche ayurvedische Behandlungen sind

- ayurvedische Reinigungsbehandlungen (Panchakarma),
- Ölmassagen,
- regelmäßige ayurvedische Öleinläufe.

Menopause

Die Menopause tritt um das 50. Lebensjahr auf. Die Prämenopause kann bereits fünf bis sechs Jahre vor der Menopause beginnen. Sie zeigt sich durch unregelmäßige Menstruationsblutungen und wird Klimakterium genannt.

Viele Frauen, besonders in Europa, leiden in dieser Zeit unter psychischen Belastungen und an klimakterischen Beschwerden. In Asien wird diese Umstellung des Körpers jedoch als großer Gewinn angesehen. Sie bedeutet das Ende der Verpflichtung und der Beginn der Freiheit.

Laut Ayurveda erfolgt bei der Menopause eine Umstellung von Pitta-Lebensalter ins Vata-Lebensalter. Diese Übergangsphasen sind von körperlichen und geistigen Vata-Veränderungen geprägt. Es können manchmal auch Pitta- und Kapha-Störungen ausgelöst werden.

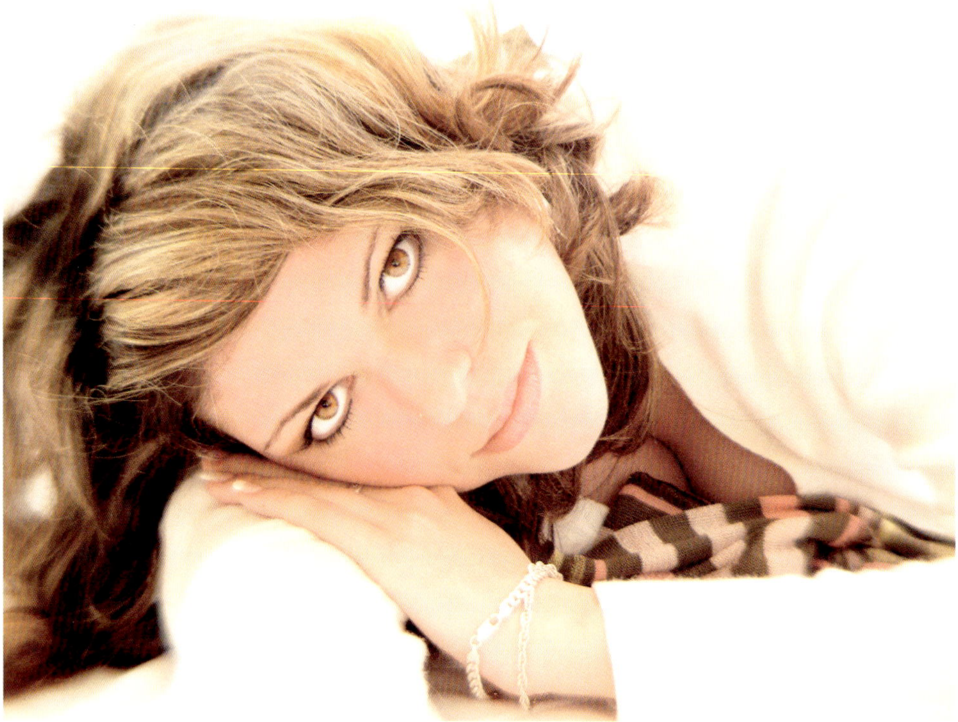

Vata-Menopausesymptome sind Schlafstörungen, Ruhelosigkeit, Ängste, Nervosität, Sorgen, Depressionen, Knochenschwund, Stimmungsschwankungen, trockene Haut und trockene Vagina, Verstopfungen, unregelmäßige Verdauung und wenig Sexualverlangen.

Pitta-Menopausesymtome sind Hitzewallungen, Hautirritationen, Hautrötungen, Reizbarkeit, Aggressivität und starke Blutungen.

Kapha-Menopausesymptome sind vermehrte Wassereinlagerungen, Antriebslosigkeit, Gewichtszunahme und ein hoher Cholesterinspiegel.

Die Behandlungen sind spezifisch, je nach Dosha-Störungen.

Menopause und Osteoporose

In Ayurveda ist Osteoporose eine ausgeprägte Vata-Störung. Hier kann man ayurvedisch behandeln, um die künstliche Hormoneinnahme möglichst zu vermeiden und/oder zu reduzieren. Die Ernährung sollte besonders warm, süß und ölig sein. Die wichtigsten Heilpflanzen sind Aloe vera, Spargelwurzel, Scharfgarbe, Süßholz, Ashoka und Asvaghanda. Äußerliche Massagen, regelmäßige ayurvedische Kräutereinläufe und Pancha-Behandlungen sind vorteilhaft.

Kinderwunsch in Ayurveda

Ayurveda bietet in der Frauenheilkunde zahlreiche Empfehlungen und Behandlungsmethoden an, um den Mann und die Frau auf das Kind vorzubereiten oder auch für die Empfängnis bereit zu machen.

Vorerkrankungen und der Hormonstatus von Frau und Mann müssen berücksichtigt werden. Die ayurvedische Diagnostik beinhaltet die Qualität und Funktion von Doshas, Dhatus (Körpergewebe) und Srotas (Körperkanäle). Die Psyche und ein psychosoziales Umfeld, die Partnerschaft und Sexualität, die Ernährung und der Lebensstil, die berufliche Situation, das Alter und die Jahreszeit spielen auch eine entscheidende Rolle.

Ayurvedische Vorbereitung auf die Empfängnis:

- Reinigung und Regeneration von Körper und Geist durch Panchakarma,
- aufbauende Therapien (Rasayanas),
- Ernährung und Lebensstil verbessern,

- Stärkung des Geistes,
- Stärkung der Liebesfähigkeit.

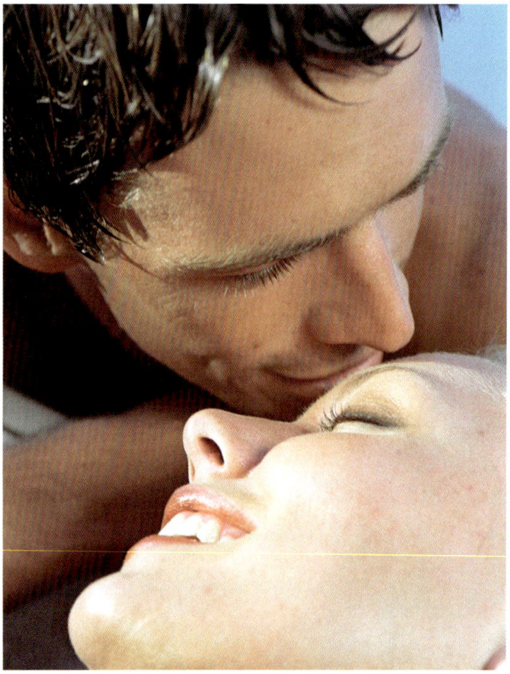

Die Schwangerschaft sollte gut geplant und vorbereitet sein. Im Idealfall sollten sich beide Elternteile vorher einer Reinigungskur (Panchakarma) unterziehen. Für die Gesundheit und Abwehrkraft des Kindes ist diese vorbereitende Reinigungskur sehr wichtig.

Um ein glückliches Kind zu bekommen, sollte das Paar bei der Zeugung glücklich sein.

Diät in der Schwangerschaft

Im ersten Drittel der Schwangerschaft sind flüssige Kost und süße Nahrungsmittel vorzuziehen. Das Essen sollte leicht verdaulich sein.

Im zweiten Drittel der Schwangerschaft sollten ausreichend Milch und Spargel eingenommen werden.

Im dritten Drittel der Schwangerschaft werden die Einnahme von Milch, Spargel, Süßholz, Ghee und Honig empfohlen. Um Verstopfung zu vermeiden, sollte man nichts Scharfes essen. Es wird auch empfohlen, regelmäßige Öleinläufe und sanfte Rückenmassagen durchzuführen.

Gegen Übelkeit und Erbrechen in der Schwangerschaft helfen Koreander, Kardamon und Ingwer, bei Blutarmut helfen Granatapfel und schwarze Rosinen.

Nach der Entbindung

Die Ernährung sollte allgemein eher süßlich sein. Nach der Entbindung sollte die Mutter circa zehn Tage täglich einen Esslöffel Wasserkressesamen essen. Dies reinigt den Uterus und wirkt aufbauend und blutreinigend.

Die Einnahme von Kuhmilch, Dillsamen und Asvagandha fördert den Milchfluss.

Ghee, Aloe vera und Kurkuma reinigen den Uterus. Um eine Uterussenkung zu vermeiden, sollte man regelmäßig Yogaübungen durchführen. Sanfte Massagen, besonders von der Taille abwärts, und leichte Schwitzbehandlungen sind vorteilhaft.

Onkologie

Die ayurvedische Therapie ist bei manifesten Krebserkrankungen lediglich eine Begleittherapie zu schulmedizinischen Maßnahmen. Alle Doshas und Dhatus (Körpergewebe) sind betroffen. Das Prinzip ist, das funktionstüchtige Gewebe und das Immunsystem zu stärken. Ayurveda sieht den Menschen als untrennbare Einheit von Körper, Geist und Seele. Diese Teile korrespondieren miteinander und können sich schädlich oder heilend auswirken. Die Ayurveda-Heilkunde geht von Zusammenhängen aus, die erst vor kurzer Zeit von der modernen Wissenschaft bestätigt wurden. Jeder Gedanke, den wir fassen, bewirkt die Bildung von Neuropeptiden. Das sind Botenstoffe, die sich überall im Körper verteilen und an ihren Bestimmungsorten anregende oder hemmende Wirkungen hervorrufen. Gefühlen wie Respekt, Liebe, Anteilnahme, menschliche Wärme, Freundlichkeit und Wahrhaftigkeit schreibt Ayurveda in diesem Sinne eine die Gesundheit erhaltende Wirkung zu. Das Einwirken über Geist und Seele wird bei Tumorerkrankungen mit behutsamen Maßnahmen vorgenommen. Zur Anwendung gelangt eine ayurvedisch-psychoonkologische Therapie.

Menschen, die Vata-Probleme haben, werden eher in Vata-dominierten Bereichen wie Kolon, Knochen oder Haut erkranken, die Pitta-Typen eher im Haut-, Leber-, Milz-, Magen-, Dünndarm- oder Blutbereich. Menschen mit großem Kapha-Ungleichgewicht neigen zu Kapha-bezogenen Tumoren, die sich in der Lunge, der Brust, der Gebärmutter, den Schleimhäuten und den Körperhöhlen manifestieren.

Ayurvedische Ansätze sind

- Primärprävention der onkologischen Erkrankung,
- ayurvedische Ergänzung während der schulmedizinischen Behandlung,
- ayurvedische Rehabilitation.

Die Primärprävention bei onkologischen Erkrankungen sind eine gesunde Lebensweise, richtige Ernährung und ethisches, makelloses Verhalten. Weitere Maßnahmen sind die regelmäßige Entschlackung und Reinigung (Panchakarma) und eine Rasayana-Therapie.

Während der schulmedizinischen Behandlung, besonders vor und während der Chemotherapie, sollte ein leicht verdauliches und appetitanregendes Nahrungsmittel konsumiert werden. Eine Ganzkörperölmassage wirkt sehr entspannend. Zum Ausschwemmen von Giften sollte Ghee eingenommen werden.

Da die Krebspatienten viele Medikamente einnehmen und daher oft an Verstopfungen leiden, ist eine sanfte Darmreinigung mittels ayurvedischer Kräuteröle empfehlenswert.

Im Rahmen der ayurvedische Rehabilitation ist eine ausführliche Panchakarma-Behandlung anzustreben.

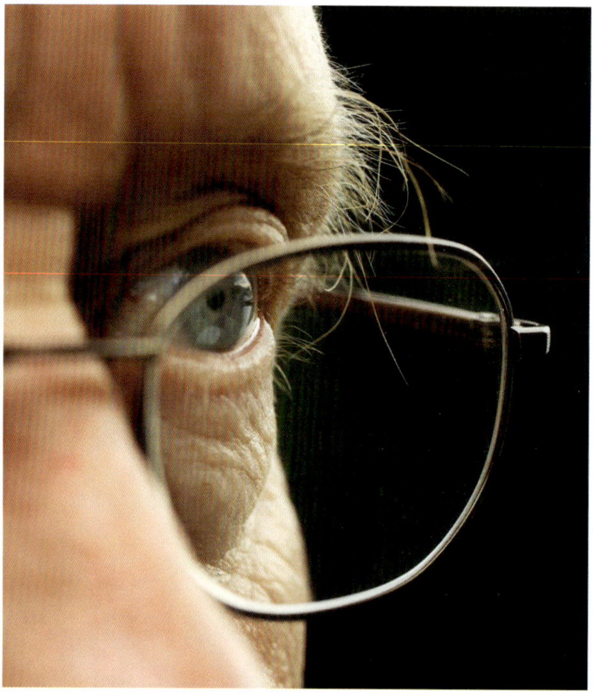

Die folgenden Kräuterbehandlungen wirken bei Krebspatienten unterstützend:

- Lymph- und Hauttumore: Manjistha, Safran, Brahmi.
- Schilddrüsentumore: Pippali, Yogaraja-Guggulu.
- Brust-, Gebärmutter-, Leber- und Pankreastumore: Bhumyamalaki, Kurkuma.
- Hirntumore: Manjistha, Brahmi.
- Prostatatumore: Silajatu, Kancanara, Punarnava.
- Lebermetastasen: Bhrngaraja und Arjuna.
- Immunstärkend: Guduchi, Aswagandha.
- Gegen Depressionen: Shankhapushpi, Brahmi.

- Gegen Blutarmut: Lauhabhasma.
- Schmerzlindernd: Guggulu, Haridra Aswagandha.
- Herzstärkend: Arjuna.
- Haarverlust: Bhrngaraja.
- Allgemein aufbauend: Bala, Shatavari, Mucuna pruriens.
- Verdauungsfördernde und entgiftende Substanzen: Citraka, Hingu, Pippali, Trikatu, Awipatichoorna.
- Gegen Erbrechen: Guduchi, mayurapicha bhasma, Chardirpu.

Krebs ist als Ausdruck des größtmöglichen persönlichen Ungleichgewichtes zu sehen. Eine Chance, dieses wieder ins Lot zu bringen, bieten die Wege der ayurvedischen Heilkunde.

Das Ayurveda-Vokabular kennt eine Umschreibung des Begriffs Körper, der Amrit Kalash genannt wird. Wörtlich übersetzt heißt dies „ein Gefäß der Unsterblichkeit". In ihm ist reines Wissen und Bewusstsein. Aus ihnen ist er entstanden. In jeder Sekunde laufen im Körper Milliarden chemischer Reaktionen ab. Gleichzeitig bilden sich Millionen neuer Zellen und gleich viele sterben ab. Ständig ist unser Organismus in Bewegung, ständige Veränderung prägt jeden Augenblick seiner unsterblichen Existenz. Dennoch werden wir alt und sterben. Trotz ständiger Erneuerung. In jeder unserer Zellen sind die positiven und die negativen Gefühle für alle Zeit gespeichert. Jede Emotion und jeder Eindruck, jeder Schock und jedes Glücksgefühl wird als chemisch-physikalische Erinnerung in die Zelle versenkt. Die neuere wissenschaftliche Forschung beschäftigt sich mit diesen Botenmolekülen (Neuropeptiden), die aus Bewusstseinsmustern hervorgehen und Träger unserer Gedanken und Instinkte sind. Hier ist in der Zukunft einiges an Erkenntnissen zu erwarten. Gelingt es uns, durch schulmedizinische und ayurvedische Methoden sowie kraft unserer Seele und

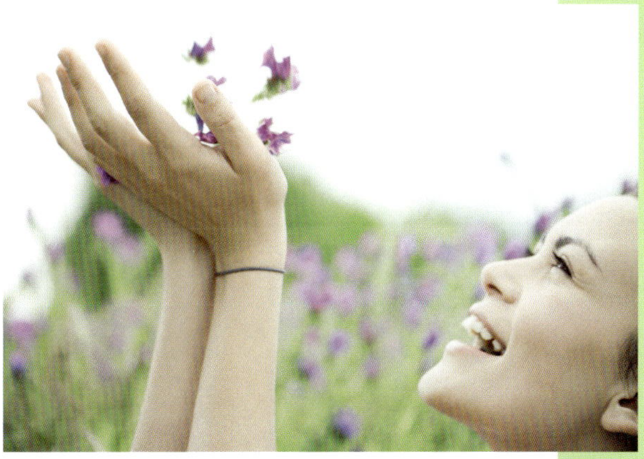

Instinkte und durch positives Denken auf diese Zellstrukturen effizient und heilend einzuwirken, stehen uns bis heute ungeahnte Möglichkeiten zur Heilung des ganzheitlichen Systems Mensch zur Verfügung.

Erkrankungen des Bewegungsapparates

Die europäische Schulmedizin sieht die Ursachen der Gelenkerkrankungen hauptsächlich in Traumata, Infektionen und Stoffwechselstörung sowie immunologischen und neoplastischen Erkrankungen. Manchmal sind die Ursachen unbekannt.

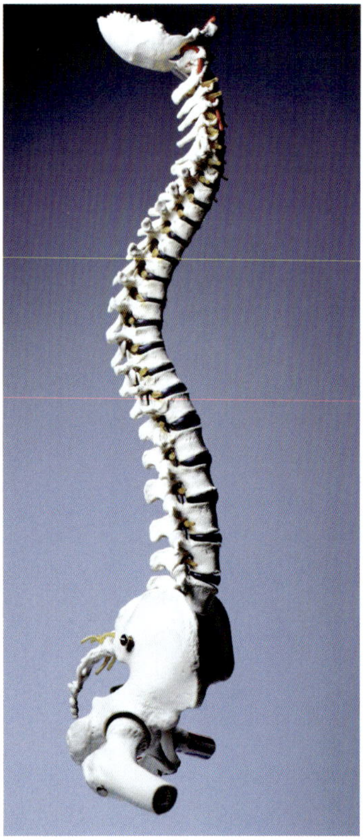

Bei vielen Gelenkmuskelerkrankungen sind ayurvedische Behandlungen erfolgreich. Wir erwähnen hier nur die am häufigsten auftretenden Krankheiten.

Laut Ayurveda sind die Ursachen für Gelenkerkrankungen Vata- und Ama-Störungen. Ama ist ein metabolisches Zwischenprodukt, welches in den Blutkreislauf gelangt ist. Ama ist für den Körper wie ein Fremdkörper, der eine immunologische Reaktion im Körper in Form verschiedener Ablagerungen verursacht. Die Folgen sind eine Reihe von verschiedenen Gelenkerkrankungen. Wenn sich der erwähnte Immunkomplex auf das Synovialgewebe (Gelenkkapsel) verlagert, ist eine Entzündung die wahrscheinliche Reaktion.

In erster Linie ist bei anfälligen Patienten eine Vorbeugemaßnahme zu empfehlen, die eine Bildung von Ama im Körper verhindert. Falls im Körper bereits Ama vorhanden ist, werden entsprechende diätetische und medizinische Maßnahmen eingesetzt, um das Ama im Körper zu entfernen. Im fortgeschrittenen Stadium, wenn das Ama bereits eine Immunkomplexreaktion mit Gelenkgewebe gebildet hat (Ama-Aufnahme im Gewebe), ist die Behandlung zur Stärkung des Immunsystems des Gewebes erforderlich.

Die klassischen Erkrankungen des Bewegungsapparates sind

- Ama Vata (rheumatoide Arthritis)
- Sandhigat Vata (Osteoarthritis),
- Vata Rakta (Gicht).

Osteoarthritis (Sandhigat Vata)

Sandhigat Vata ist eine erhöhte Vata-Erkrankung ohne eine Ama-Beteiligung. Die häufigsten Symptome sind akute Schmerzen, Gelenksteifigkeit, Bewegungsfunktionseinschränkung und Verlust der Muskelkräfte. Die Beschwerden beginnen meistens an einem Gelenk und später greift es andere Gelenke an. Die am häufigsten betroffenen Gelenke sind die Großzehe, Finger, Hüfte, Knie, Kreuz und die Halswirbelsäule. Die Sprunggelenke sind eher selten betroffen.

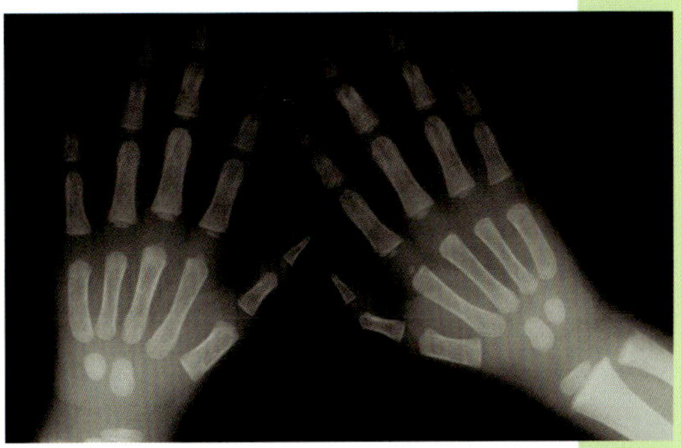

Das primäre Anliegen besteht darin, das Vata zu behandeln.

Ayurvedische Therapie (Ausadha)

Vata verringert sich durch Ernährung und Lebensführung.

- Ein regelmäßiger Tagesablauf ist wünschenswert, um die Unruhe und Beweglichkeit von Vata auszugleichen.
- Kälte meiden, warme Kleidung tragen, Wind meiden, warm essen.
- Vata-erhöhende Tätigkeiten wie z.B. viele Reisen oder Sport meiden.
- Öl ist das beste Medikament für Vata, es kann intern und extern als Nasya oder Basti verwendet werden (Narayana und Dhanwanthaila).
- Lokale Wärmepackung mit Kräutern, wie Nirgundi.
- Darmreinigungen mit ayurvedischen Ölen, wie Narayana und Kräutereinläufe wie Dasamula.
- Orale Einnahme ayurvedischer Kräuter, wie Guggulu Singhanada, Yogaraja Guggulu, Kaisora Guggulu und bei Knorpelschädigung Aswagandha.

Osteoarthritis (Sandhigat Vata) treten häufig im fortgeschrittenen Alter auf. Hier ist eine kurative Behandlung schwierig, daher ist eine ayurvedische Behandlung über einen längeren Zeitraum erforderlich.

Rheumatoide Arthritis (Ama-Vata)

Etwa 0,3 bis 1,5 % der Bevölkerung leiden an dieser Krankheit. Frauen sind dreimal häufiger betroffen als Männer. Die hauptsächlich betroffene Altersgruppe ist jene zwischen 30 und 60 Jahren. Es können mehrere Gelenke betroffen sein (Monoarthritis oder Polyarthritis).

Patienten mit einem positiven Rheuma-Test sind hauptsächlich Menschen mit einer Vata-Pitta-Konstitution. Menschen, deren Rheuma-Test negative Resultate aufweist, haben hauptsächlich eine Vata-Kapha-Konstitution.

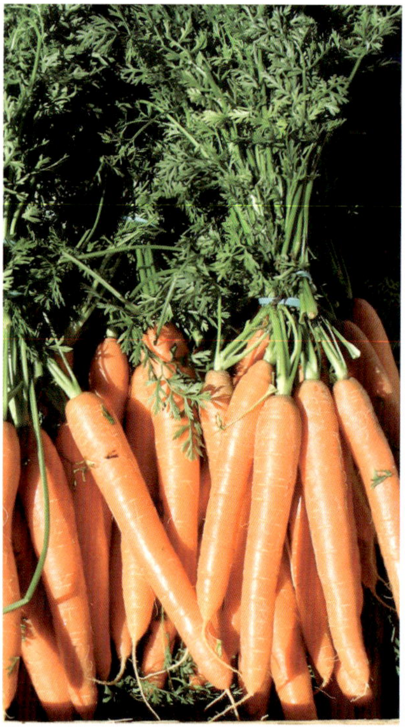

Ayurvedische Therapie

- Leicht verdauliche Nahrung wie Reis, Mungbohnen, Karotten, Kürbis, Knoblauch und Kleesamen.
- Sehr fettige Nahrung, tief gekühlte oder konservierte Kost und Milchprodukte sind zu meiden.
- Hilfreich sind lokale Wärmeanwendungen mit einem warmen Sandbeutel und bei starken Gelenkschmerzen mit Guggulu-Lepa (Guggulu-Harz zermahlen, in wenig Wasser mit Kurkuma aufkochen, diese Lösung auf das Gelenk auftragen und mit dünner Kompresse verbinden).
- Auch die orale Einnahme ayurvedischer Kräuter wie Pippali, Trikatu, Singhanada-Guggulu und Yoagaraja-Guggulu lindert Schmerzen.
- Erfolgreich sind auch Darmreinigungen mit ayurvedischen Kräutern, wie z.B. Dasamula.
- Vardhamna Pippali dient zur Ama-Reduktion.

Gicht (Vata Rakta)

Erhöhtes Vata dringt ins Blut und in die Gelenke ein und verursacht dadurch einen Gichtanfall (Vata-Rakta).

Die Ursachen für diese Erkrankung sind ungesunde Ernährung und/oder falsche Nahrungsmittelkombinationen sowie übermäßiger Genuss von salzigen, bitteren, sauren und alkalischen Substanzen.

Zwei Arten im Krankheitsbild sind zu unterscheiden:

- **Oberflächlich**: Die Erkrankung betrifft nur Haut und Muskeln. Die Symptome sind Rötungen an der Haut, geringfügige Schwellung und Druckempfindlichkeit der Muskeln, besonders beim Sehnenansatz.
- **Tiefliegend**: Zusätzlich ist hier auch der Knochen beteiligt.

Ayurvedische Therapie

Empfehlenswert ist die lokale Anwendung von Guggulu-Lepa und die Einnahme ayurvedischer Kräuter wie Kaishora-Guggulu, Guduci gemeinsam mit einer Blutegel-Behandlung. Es kommt zu einer raschen Linderung der Beschwerden. Die richtige Ernährung spielt hier auch eine wichtige Rolle.

Spondylitis ankylosans (Morbus Bechterew)

Diese Erkrankung fällt in den Bereich Ama-Vata.

Ayurvedische Therapie

Im Frühstadium ist die ayurvedische Behandlung sehr erfolgreich. Eine richtige ayurvedische Ernährung, Panchakarma-Behandlungen und die orale Einnahme ayurvedischer Kräuter, wie Simhanada oder Yogaraajgulgulu, sind einige Therapiemöglichkeiten.

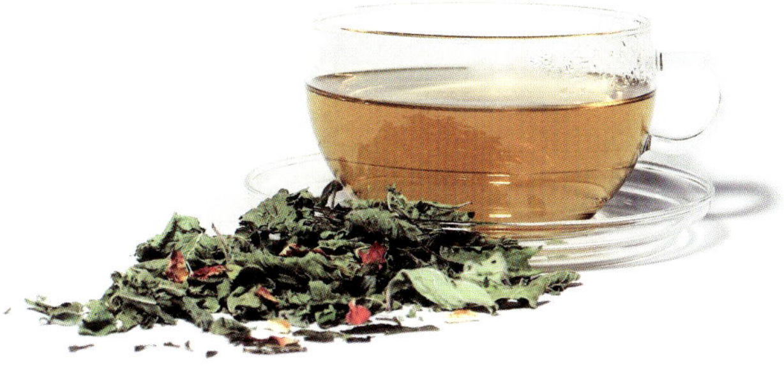

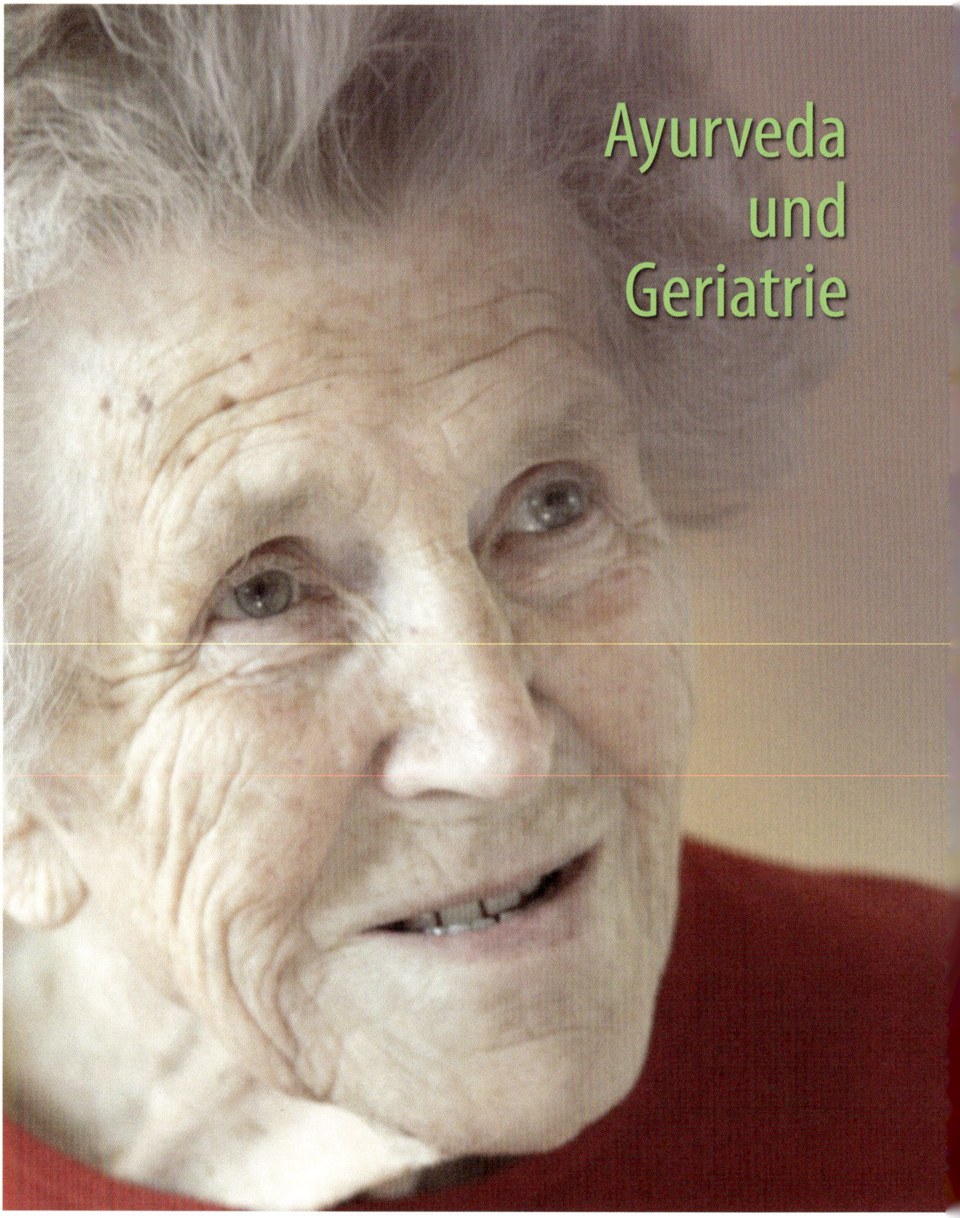
Ayurveda
und
Geriatrie

Zurzeit leben etwa 6,9 Milliarden Menschen auf dieser Welt. Die UNO rechnet mit einem Zuwachs von 79 Millionen Menschen pro Jahr. 2050 wird es geschätzte 9,2 Milliarden Erdenbürger geben. In Asien rechnet man mit einem Anstieg der Bevölkerung um 60,5 %. Verhältnismäßig moderat fällt der Zuwachs in Europa mit 10,8 % aus. An der Spitze der bevölkerungsreichsten Staaten steht China, gefolgt von Indien und den USA.

Innerhalb des letzten Jahrhunderts hat sich unsere Lebenserwartung verdoppelt. 100-jährige Menschen sind heute keine Seltenheit mehr. Die Wirtschaft hat längst erkannt, dass die Zielgruppe der Generation 50+ immer interessanter wird.

Wellness-Betriebe stellen sich auf diese neue Kundschaft ein. Die Kaufkraft der älteren Generation stellt einen beachtenswerten Wirtschaftsfaktor dar.

Gleichzeitig ist aber besonders in den europäischen Ländern ein Geburtenrückgang zu bemerken. Allein im letzten Jahr ging in Deutschland die Geburtenrate um 3,6 % zurück. Das sind 24.000 Geburten weniger pro Jahr.

Das bedeutet besonders für den europäischen Raum, dass es zu einer Überalterung der Bevölkerung kommen wird, die Probleme mit sich bringt. Der Wunsch, möglichst lange gesund und in geistiger Frische das Leben zu genießen, besteht in zunehmendem Maße.

Präventivmaßnahmen werden von jenen Menschen ergriffen, die erkannt haben, dass kein Kassensystem und kein medizinisches Versorgungssystem allein ein hohes Alter mit ausgezeichneter Lebensqualität garantieren kann. Und diese Gruppe wird immer größer und dabei zu einem aktiven Partner des behandelnden Arztes, der auf ganzheitsmedizinische Maßnahmen zurückgreift, um vor allem die Zivilisationskrankheiten zu bekämpfen. Die Ursache für Morbidität und Mortalität sind derzeit nicht die Infektionskrankheiten, sondern mehr die degenerativen Erkrankungen, wie z.B. Krebs, Diabetes mellitus, Alzheimer, Depressionen und psychische Störungen.

In der Geriatrie ist aufgrund der Multimorbidität eine wirkungsvolle konventionelle Behandlung extrem schwierig. Ayurveda verfügt über traditionelle Behandlungsmöglichkeiten und kann den Stoffwechsel und den immunologischen Status positiv beeinflussen.

Ayurvedische Rasayana-Therapie (Regeneration)

Diese Methode ist eine spezielle Therapie bei Geriatrie-Problemen. Durch diese Behandlung kann der Alterungsprozess sehr positiv beeinflusst werden. Die Rasayana-Therapie sollte bereits ab dem 45. Lebensjahr begonnen werden. Durch sie werden metabolische Gifte ausgeschieden, somit werden positive Stoffwechselreaktionen verursacht. In der klassischen Ayurveda-Literatur wird die Rasayana-Therapie ausführlich beschrieben. Man erreicht durch Rasayana-Therapie eine Regeneration des Gewebes, eine verbesserte Leistung von Sinnesorganen und Gedächtnis.

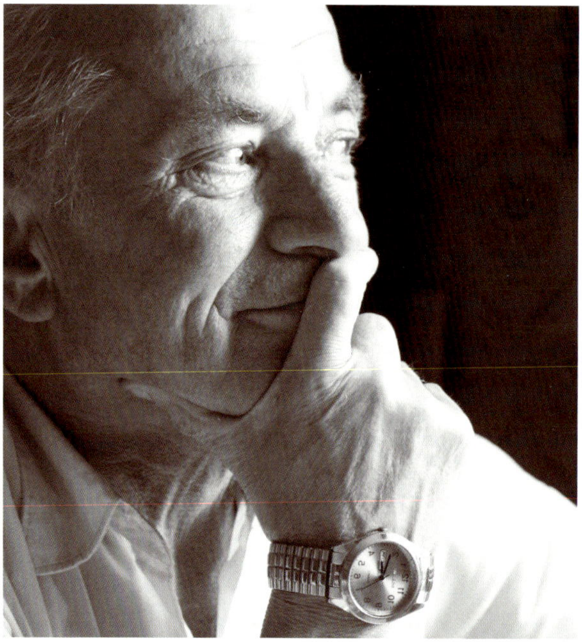

Vor Beginn der Rasayana-Therapie sollte eine milde Panchakarma-Therapie (Ausleitungsverfahren) durchgeführt werden. Diese ist eine körperliche Reinigung und ein wirkungsvolles Entschlackungsprogramm.

In der Rasayana-Therapie werden einzelne oder mehrere Heilkräutermischungen angewendet. Sie kann ambulant oder stationär durchgeführt werden.

Neurologische Erkrankungen in der Geriatrie

Im fortgeschrittenen Alter leiden Menschen an vielen neurologischen Erkrankungen. Viele geriatrische Patienten sind von Demenz, neuromuskulären Lähmungen und anderen neurologischen Erkrankungen (gait disorders) betroffen.

Ab einem Alter von 80 Jahren ist die Gehirndurchblutung um ca. 30 % vermindert. Des Weiteren ist eine erhöhte Arteriosklerose (Gefäßverkalkung) und auch ein Rückentwicklung der Muskelfunktionen zu erwarten. Die Gefahr von Schlaganfällen ist stark erhöht, da viele alte Menschen auch an Diabetes mellitus, Herzgefäßerkrankungen und an erhöhten Cholesterinwerten leiden. Weitere Risikofaktoren sind Alkohol- und Tabakkonsum.

Die Folgen von Schlaganfällen bei geriatrischen Patienten sind schwerwiegend. Nach einem Schlaganfall leidet der Betroffene zusätzlich an Depressionen, Schlaflosigkeit und wenig Appetit.

Im Ayurveda wird ein Schlaganfall als eine erhöhte Vata-Erkrankung bezeichnet. Daher sind präventive, kurative und rehabilitative Maßnahmen ergänzend zu sehen.

Präventive Maßnahmen

Eine rechtzeitige Behandlung der Risikofaktoren ist anzuraten. Ayurveda bietet eine Reihe effizienter Behandlungsmöglichkeiten an, wie z.B. bei erhöhtem Blutdruck, erhöhtem Cholesterin und bei Stress-Symptomen.

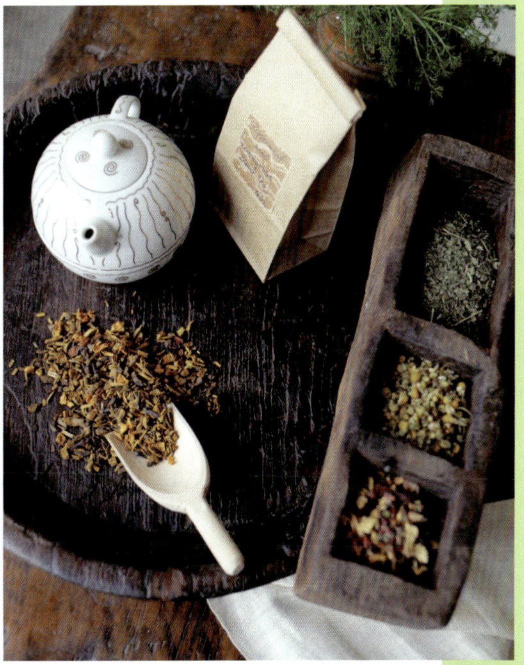

Folgende Heilkräuter werden bei erhöhten Blutdruck eingesetzt: Arjuna, Puschkaramoola und Sarpagandhi.

Bei erhöhtem Cholesterin sind es Arogyavardini, Guggulu, Triphala und Trikatu.

Bei Stress und Depressionen kommen Aswagandha, Brahmi, Medhya Rasayana und Saraswatha zur Anwendung.

Eine entsprechend ausgewogene Lebensweise und Ernährung spielen dabei eine hilfreiche Rolle.

Kurative und rehabilitative Maßnahmen

Ayurvedische Panchakarma- und Massage-Behandlungen spielen eine bedeutende Rolle. Die Massage mit ayurvedischen Kräuterölen (Mahanarayana-Thailam, Bala-Thailam), eine spezielle Ganzkörper-Massage (Pindasweda) und die Darmreinigung (Basti) mit ayurvedischen Heilkräutern (Dasamoola) sind wirkungsvolle Methoden.

Zusätzlich sind ayurvedische Nerventonika sehr hilfreich, wie z.B. Dasamoola, Shilajatu, Aswagandha, Saraswatha und Brahmi.

Psycho-neurologische Erkrankungen in der Geriatrie

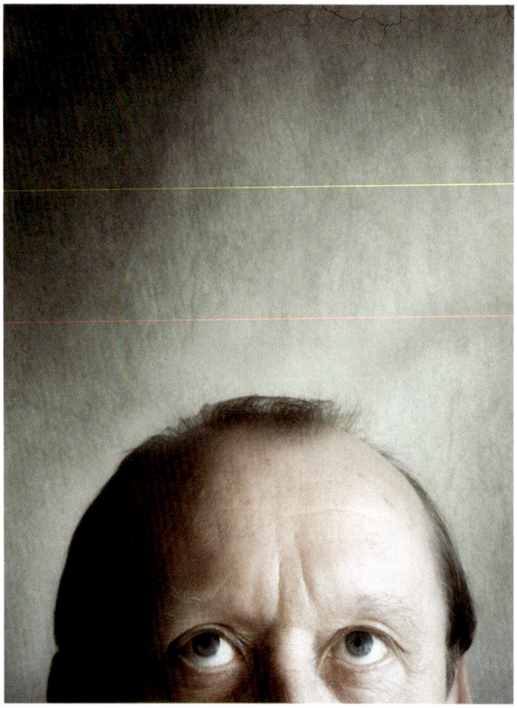

In den letzten Jahren haben die psychoneurologischen Erkrankungen stark zugenommen. Die Ursachen dafür liegen in einer stressbedingten Lebensweise. Bei älteren Menschen sind Demenz, Alzheimer, Parkinson, Depression, Nervosität und Schlafstörungen sehr häufig. Die körpereigene Produktion von Acetylcholin, Dopamin und Norepinephrin (Botenstoffe im Gehirn) ist mit zunehmendem Alter vermindert. Depressionen werden hinter dem Begriff Nervosität verdeckt. In manchen Fällen nimmt auch die Neigung zum Selbstmord zu.

Schulmedizinisch werden psychosomatische Erkrankungen mit Antidepressiva behandelt. Alle diese Behandlungen sind mit Nebenwirkungen wie Mundtrockenheit, Sehstörungen, Harnretention, Schlaf- und Bewusstseinsstörungen verbunden.

Ayurvedische Behandlungen

Ayurveda kennt eine Reihe guter Behandlungsmöglichkeiten für die psychoneurologischen Erkrankungen. Die ayurvedisch-psychologische Therapie (Satvavajaya-Therapie) zählt hier zu den erfolgreichsten.

Die klassischen Behandlungsmethoden sind Sadvritta, Panchakarma und Medyarasayana. Die lokalen Behandlungen im Kopfbereich sind Sirovasti, Takra dhara und Siro pichu. Es wird auch eine medikamentöse Behandlung durch die Nase (Nasya) durchgeführt.

Zusätzlich zur Stärkung von Gedächtnis und Intelligenz werden Aswagandha, Guduchi, Yastimadu, Sankupuspa, Kapikachu, Jatamamsi, Brahmi und Bala angewendet. Dies sind die bekanntesten Kräuter, die eine positive Wirkung ausüben.

Knochen-Muskel-Erkrankungen in der Geriatrie

Knochen-Muskel-Erkrankungen sind in der Geriatrie sehr häufig. Diese Erkrankungen, obwohl nicht lebensbedrohlich, schränken alltägliche Aktivitäten und die allgemeine Bewegungsfreiheit ein. Zirka 30 % der Bevölkerung über dem 60. Lebensjahr leiden an Gelenkerkrankungen.

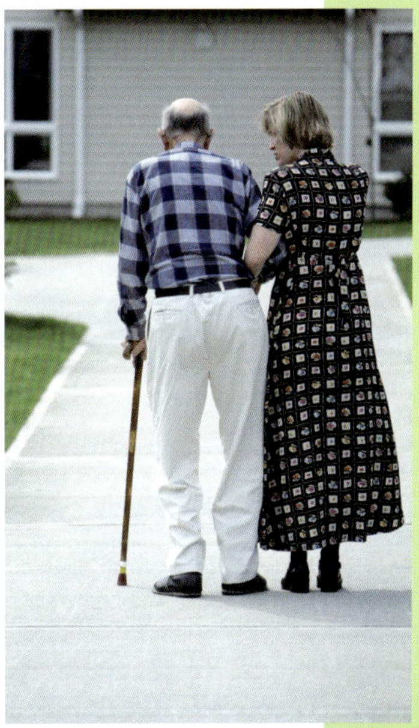

Häufige Knochen-Muskel-Erkrankungen sind Gelenksarthrose, chronische Polyarthritis, Spondylose, Lumbalgie und Osteoporose (ca. 40 % aller Frauen über 50 Jahre leiden an Osteoporose).

Ayurvedische präventive Maßnahmen

Maßnahmen wie Ernährungstherapien, Panchakarma und Rasayana-Therapien sind sehr erfolgreich. Durch eine Rasayana-Therapie können pathologische Veränderungen in den Knochen und Gelenken verhindert werden. Spezielle Öl-Anwendungen, Schwitzbehandlungen sind weitere wirkungsvolle Therapien.

Die kurativen Maßnahmen

Darunter versteht man verschiedene ayurvedische Manualtherapien und Darmreinigungen (ayurvedische Kräuter und Öleinläufe) sowie die orale Einnahme von Kräutermischungen wie Bala, Guggulu, Aswagandha und Guduchi.

Herzgefäßerkrankungen in der Geriatrie

Herzgefäßerkrankungen sind die häufigsten Todesursachen bei geriatrischen Patienten. Im fortgeschrittenen Alter entstehen signifikante Herz- und Gefäßveränderungen (Herzvergrößerung und Gefäßverkalkungen). Herzrhythmusstörungen, Herzklappenfehler und erhöhter Blutdruck sind weitere Probleme. Bei diesen Erkrankungen ist eine wirkungsvolle Therapie sehr schwierig.

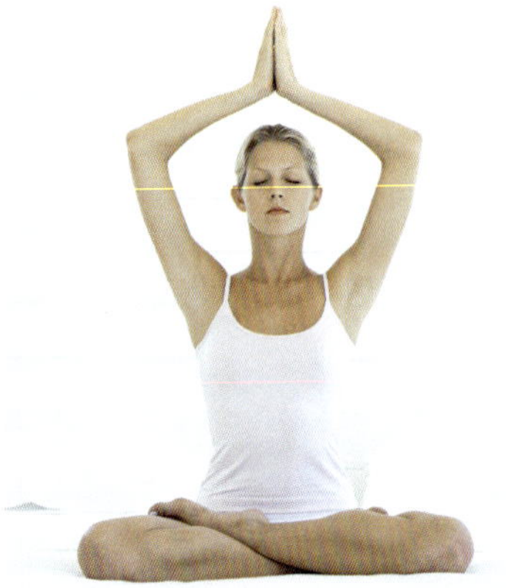

Präventive Maßnahmen

Vorbeugend kann durch eine ausgewogene Ernährung (frisch zubereitete Nahrung, Obst, Gemüse und wenig Salz) vorgesorgt werden. Weitere Maßnahmen sind leichte gymnastische Übungen (Yoga, Pranayama) und psychologische Motivation zu einer positiven Lebenseinstellung.

Es gibt zahlreiche wirkungsvolle Kräuter gegen Herzgefäßerkrankungen wie Arjuna, Puschkaramoola, Guggulu und Dasamoola.

Atemwegerkrankungen in der Geriatrie

Atemwegerkrankungen sind bei älteren Menschen sehr häufig. Ab dem 25. Lebensjahr kommt es zu einem Rückgang der Lungenfunktion. Die Elastizität des Brustkorbes nimmt ab. Die Atemmuskeln erschlaffen.

COPD (chronische obstruktive Lungenerkrankung), Asthma, Lungenentzündung, Lungenkrebs etc. entstehen im fortgeschrittenen Alter. COPD entsteht durch chronische Bronchitis oder durch Emphyseme.

6–10 % aller älteren Menschen leiden an Asthma-Erkrankungen. Cortison-Behandlung bei alten Menschen schwächen deren Knochen und verursachen Knochenbrüche. Die Infektionsgefahr und eine Tendenz zu Lungenentzündungen steigen.

Ayurvedische Behandlungen

Bei Atemwegerkrankungen kommen Ernährungstherapien, Atemübungen (pranayama) und Kräuterbehandlungen zur Anwendung. Dadurch kann die Lungenfunktion verbessert und die Atemwegerkrankung verhindert werden. Der Patient sollte hauptsächlich warme Nahrung zu sich zu nehmen. Käse, Joghurt, saure und schwer verdauliche Lebensmittel sowie kalte Nahrung sind zu meiden.

Es gibt zahlreiche auswurffördernde, den Hustenreiz lindernde und antiasthmatisch wirkende ayurvedische Kräuter wie Curcuma, Gewürznelken, Zimt, Kardamon, Ingwer, Pfeffer, Ajowan, Süßholz, Kalmus, Basilkum etc.

Bekannte ayurvedische Kräuterpräparate sind Sitopaladi-curna, Sringa-bhasma, Trikatu-curna, Vasaghan-vati, Chyavanprash-Rasayana, Agastya-Rasayana, Brahmi-Rasayana und Kräuterelixiere wie Kanakasava und Vasarishta.

Diabetes mellitus in der Geriatrie

Etwa 10 % aller älteren Menschen über 65 Jahre leiden an Diabetes (dem sogenannten Alterszucker). Bei älteren Menschen, die an Symptome wie Müdigkeit, Antriebslosigkeit, Konzentrationsschwäche und Adipositas leiden, sollte daher Diabetes ausgeschlossen werden. Ayurvedisches Wissen und Anwendungen sind sicherlich von Nutzen.

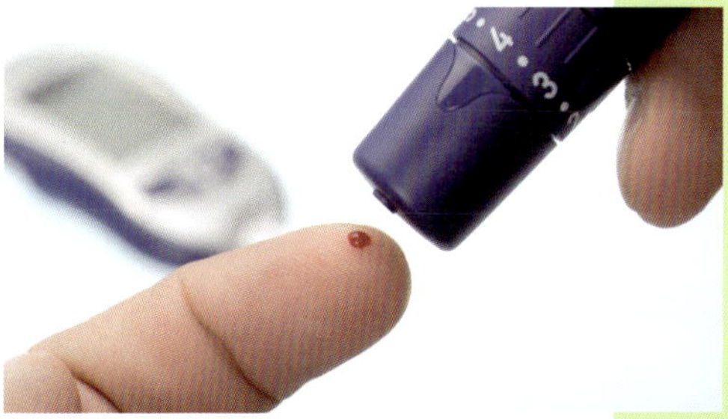

Ayurvedische Behandlung

Bei der ayurvedischen Behandlung sind zwei Gruppen zu unterscheiden:

- Diabetes mellitus mit Adipositas (krankhaftes Übergewicht).
- Diabetes mellitus mit Abmagerung.

In der ersten Gruppe wird zuerst mit einer ausführlichen ayurvedischen Reinigung (Panchakarma) und in der zweiten Gruppe mit einer milden Reinigung begonnen. Danach werden beide Gruppen mit entsprechender Gymnastik, Diät und bestimmten Kräutern behandelt.

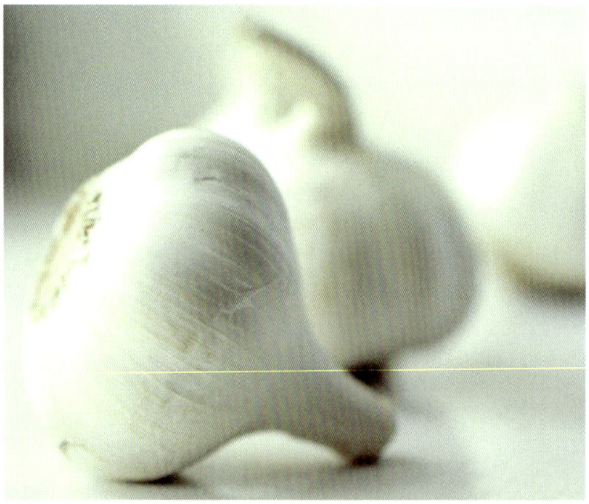

Leichte Yogaübungen verbessern die Bauchspeicheldrüsenfunktion und führen über Entspannungsübungen zu einem Stressabbau. Eine Diät sollte jeweils dem Alter, der Körperkonstitution und der Jahreszeit angepasst werden. Allgemein empfohlen sind alle bitteren und herben Nahrungsmittel. Gerste, Hülsenfrüchte, Bockshornklee, Knoblauch, Gelbwurz, Schwarzkümmel sowie bitter und herb schmeckende Gemüse (Bittergurke, Zucchini, Kohl, Paprika, Blattgemüse) sind sehr empfehlenswert.

Kalte, fettige, süße Nahrungsmittel, Milchprodukte, Fleisch, frisch geerntetes Getreide, Kartoffeln und Süßigkeiten sind weniger zu reduzieren.

Wirkungsvolle Kräuter sind Amalaki, Shilajit, Jambu und Guduchi.

Klassische Kräuterkombinationen sind Candraprabha-vati, Silajiti-vati und Jambu-bija-ghana-vati.

Die schwerwiegenden Komplikationen in Diabetes sind

- Neuropathie,
- Niereninsuffizienz,
- diabetische Retinopathie und
- diabetischer Gangrän.

Die folgenden ayurvedischen Anwendungen sind zusätzlich zu einer schulmedizinischen Behandlung sehr nützlich.

Bei Neuropathie wird mit einer speziellen Ölmassage mit Naryana taila und Kräuter-Anwendungen mit Bhumyamalalki (Phyllanthus niruri) behandelt.

Bei Niereninsuffizienz kommen Kräutereinläufe mit Punarnavadi und die orale Einnahme von Varunadi, Bhumyamalaki, Goksura und Shilajit zur Anwendung.

Bei diabetischer Retinopathie wird mit einem nährenden Augenbad mit Triphala Ghee und Kräutereinläufen mit Varunadi und mit oraler Einnahme von Saptamrta loha behandelt.

Diabetische Gangräne werden mit einem Fußbad mit Nimba (Azadirachta indica) und durch orale Einnahme von Manjista und Kaisora-guggulu behandelt.

Magen-Darm-Trakt-Erkrankungen in der Geriatrie

Ältere Menschen leiden an verschiedenen Magen-Darm-Beschwerden. Der Appetit lässt nach. Es werden weniger Magensäure- und Verdauungsenzyme produziert. Durch schwer verdauliche und durch falsche Nahrungsmittelkombination kommt es zu einer verstärkten Darmgasbildung und auch zu Verstopfungen. Die Beschwerden werden durch die Einnahme von vielen Medikamenten noch verstärkt.

Ayurvedische Behandlungen

Eine ausbalancierte Ernährung, je nach Körperkonstitution (Vata, Pitta, Kapha) ist sehr wichtig. Das Verdauungsfeuer wird dadurch aktiviert. Das Essen sollte warm, leicht verdaulich, in der richtigen Menge und im richtigen Zeitabstand eingenommen werden.

Ayurvedische Kräuter gegen bestimmte Magen-Darm-Beschwerden

- Bei Appetitmangel: Hingvastaka-curna, Citrakdi-vati.
- Gegen Durchfall: Bilwadi-curna, Gangadhara-curna, Kutaja Ghana-vati.
- Gegen Erbrechen: Chardiripu-vati, Mayurapinccha Bhasma.

- Gegen Übersäurung: Avipattikara-curna, Amalaki-curna.
- Gegen Verstopfung: Flohsamen, Triphala-curna, Ernada Taila.

Ayurveda und Chirurgie in der Geriatrie

Im fortgeschrittenen Alter leiden Menschen an verschiedenen Krankheiten, die eine operative Behandlung erfordern, wie Gallensteine, Nierensteine, vergrößerte Prostata, Leistenbrüche, Herzgefäßerkrankungen, Hämorrhoiden, Analfistula usw.

Operationen unter Vollnarkose sind bei alten Menschen aufgrund der Herz- und Lungenschwäche mit einer erhöhten Gefahr verbunden.

Bereits vor etwa 1000 Jahren hat der berühmte Ayurveda-Chirurg Susruta in seinem Buch „Susruta Samhita" zahlreiche Operationen und auch 121 Operationsinstrumente beschrieben. Ayurvedische minimal-invasive Ksharasutra-Therapien bei Fisteln und bei Hämorrhoiden werden derzeit weltweit praktiziert.

Die Einnahme von Chandraprabha vati, Kanchanara guggulu, und Shilajit vati ist sehr vorteilhaft bei der gutartigen Prostata-Hypertrophie.

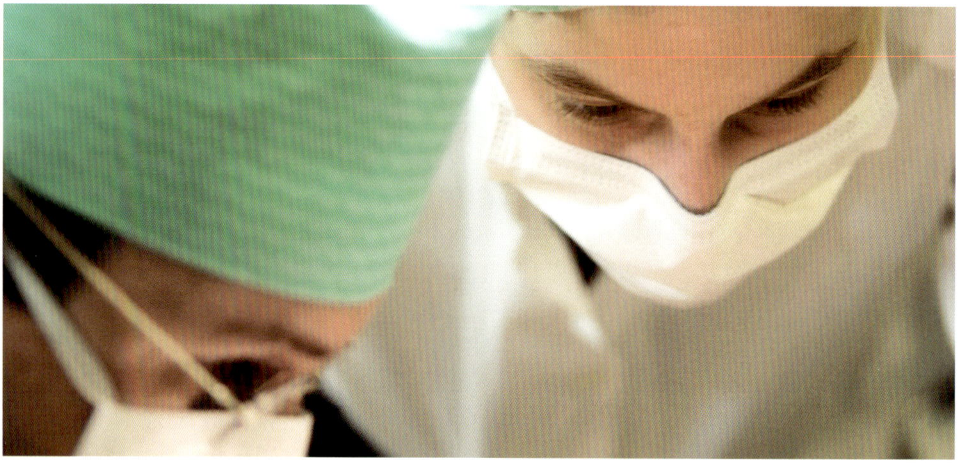

Einige Kräuterpräparate gegen geriatrische Krankheiten	
Allgemeine Gesundheit:	Guduchi, Amalaki, Ashvagandha
Augenerkrankungen:	Triphala, Shatavari, Amalaki
Hauterkrankungen:	Bhalataka, Vidanga, Bakuchi
Herzerkrankungen:	Arjuna, Guggulu, Pushkaramula
Lungenerkrankungen /Asthma:	Agastia, Haridra, Haridaki
Gelenkbeschwerden:	Guggulu, Ashvagandha
Neuropathie:	Guggulu, Bala, Ashvagandha
Diabetes:	Silajitu, Amalaki, Haridra, Methika
Fettstoffwechselstörungen:	Guggulu, Haritaki, Kalmus
Erhöhter Blutdruck:	Sarpagandha, Ashvagandha, Jatamansi
Gehirn- und Gedächtnisstörungen:	Brahmi, Mandukarpani, Kapitkachu, Tagara

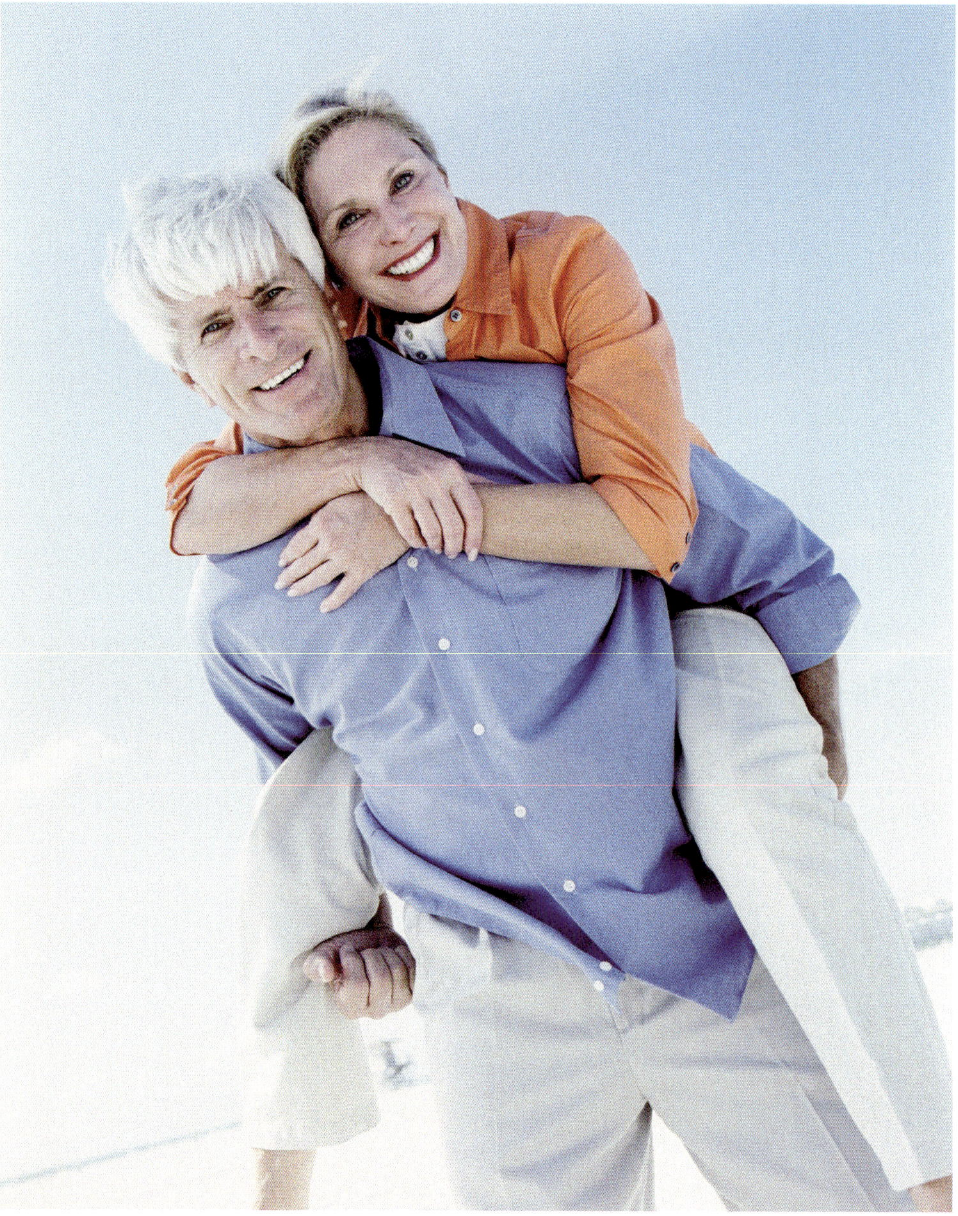

Leben mit Ayurveda

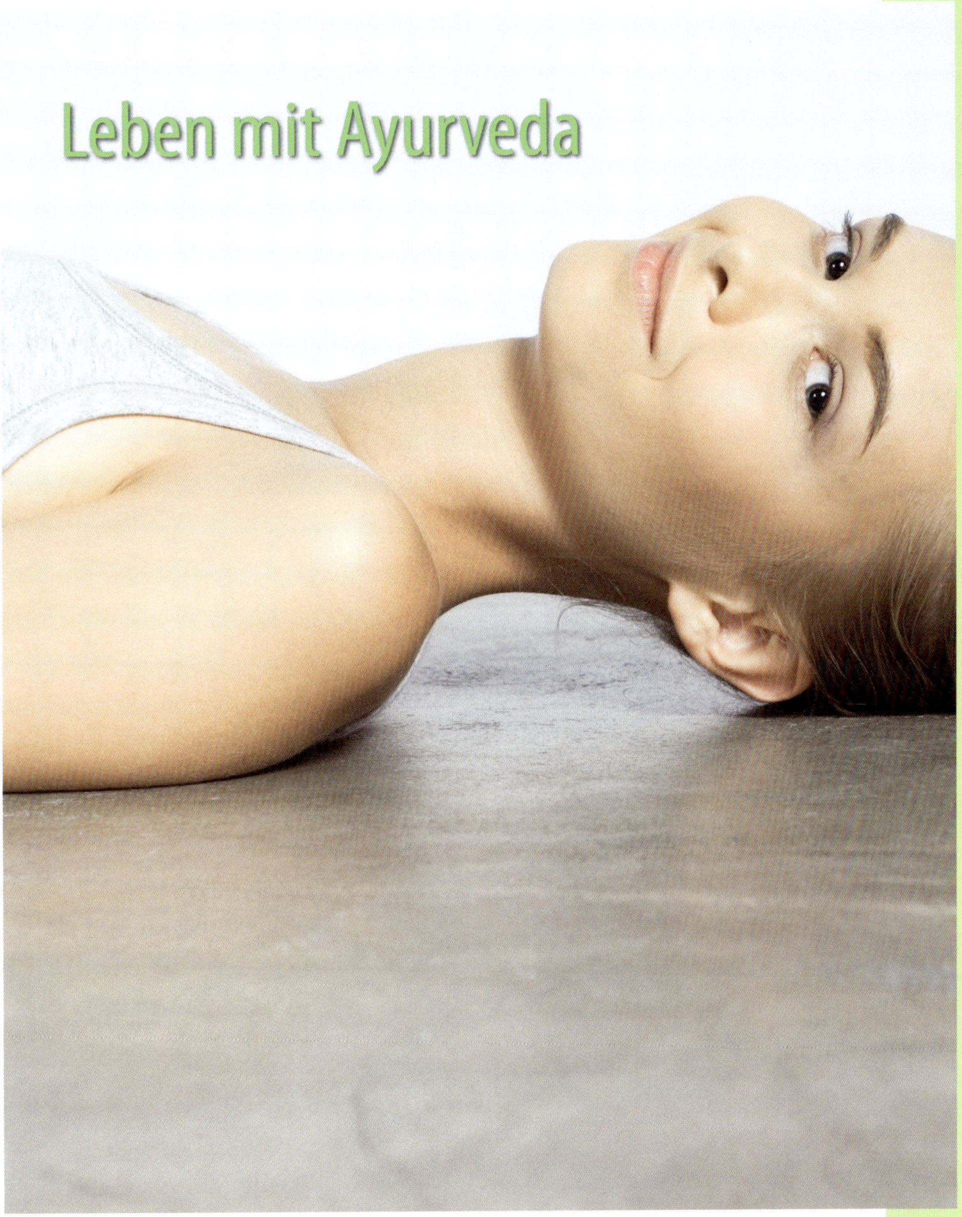

Die drei Säulen des Lebens

- Richtige Ernährung,
- richtiges Schlafen,
- sexuelle Energie.

Richtige Ernährung

Das Gleichgewicht von Stoffwechsel, Verdauung, Körpergeweben und Ausscheidungen sowie die Glückseligkeit von Bewusstsein, Geist und Sinnen sind die Voraussetzungen von Gesundheit.

Susruta

Die ayurvedische Ernährungslehre (Ahara) kennt keine Gebote. Es sind vielmehr Empfehlungen, die zu einer gesunden Lebensweise hinführen sollen. Erklärtes Ziel dabei ist es, die verlorene Balance im Menschen wiederherzustellen. Die Ernährung ist auf das jeweilige Individuum einzustellen. Die Nahrung sollte ausgewogen und vollwertig sein. Wichtig ist, dass sie auch auf das Alter und auf den Beruf abgestimmt ist. Körperliche und geistige Verfassung sind zu berücksichtigen. Auf die Stimme des Körpers ist zu achten, denn der menschliche Körper verfügt über ein ganzheitliches Wahrnehmungssystem, welches auf der Basis des Ungleichgewichts der drei Doshas funktioniert. Über unsere Sinne werden die zur Beurteilung erforderlichen Reize weitergeleitet. Geruch, Geschmack und der Anblick

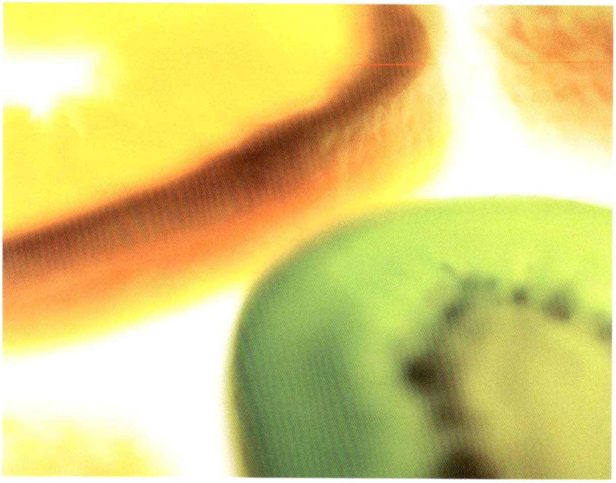

der Speisen sind für das ganzheitliche Erkennen der Qualität der Speisen ausschlaggebend. Die Geschmacksqualitäten (Rasas) geben dabei die ausschlaggebenden Informationen. Bei vielen Menschen ist die instinktive Fähigkeit der richtigen Entscheidung, welche Ernährung der eigenen Konstitution (Doshas) entspricht, verloren gegangen. Aufgabe des Arztes ist es, den Patienten zurückzuführen zur intuitiven und ganzheitlichen Selbsterkenntnis.

Weitere Informationen finden Sie im Kapitel „Ernährung & Heilfasten", S. 48 ff.

Richtiges Schlafen

Der Volksmund weiß es: Der gesündeste Schlaf ist der vor Mitternacht! Für einen ruhigen, erholsamen und tiefen Schlaf ist unsere „innere Uhr" verantwortlich. Sie steuert die Hormonausschüttungen, beeinflusst die Zellerneuerung und die Organregeneration. Biologische Rhythmen, die für das harmonische Zusammenspiel von Natur und Kosmos im Menschen verantwortlich sind, spielen seit jeher in der Ayurveda-Heilkunde eine große Rolle. Besonders einflussreich auf das Wohlbefinden sind die Tages- und Jahreszeitrhythmen, in denen es – Wellenbewegungen gleich – zu Schwankungen, Tiefgängen und Höchstleistungen kommen kann. Wo das rhythmische System aus der Bahn gerät, wenn wir nicht mehr im Einklang mit den Naturgesetzen leben, werden die körperlichen, geistigen und seelischen Störungen bestimmend. Ganz deutlich werden dann Vata-Störungen in Form von Nervosität, Angespanntheit und Gehetztsein sichtbar.

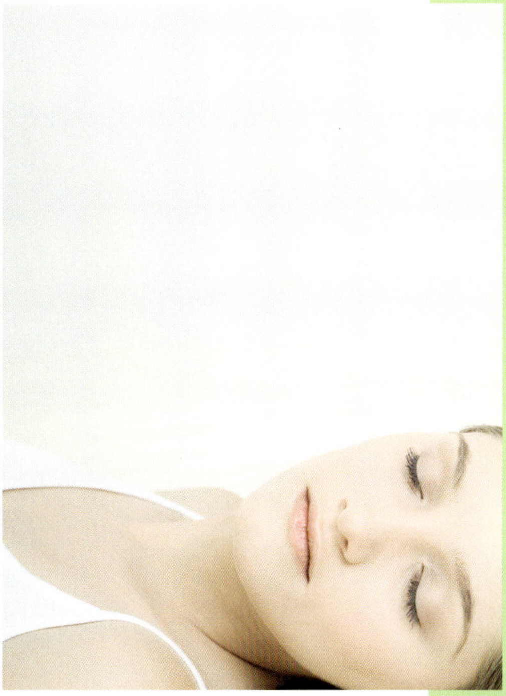

Das Sanskritwort Ayus bedeutet so viel wie Lebensspanne. Unser Wort *ewig* leitet sich davon ab. Ayus steht für eine unendlich lange Zeit und die zeitlose

Stille innerer Bewusstheit, in der die vollkommene Gesundheit begründet ist. Um sich dieser vollkommenen Gesundheit anzunähern, sollte der Schlafrhythmus dem Tag-Nacht-Rhythmus der Natur angeglichen werden. Damit wird ein großer Nutzen für die Gesundheit, die innere Energie und das Wohlbefinden erzielt.

Wenn der Körper müde wird, nimmt Tamas zu (Schwächung der Wahrnehmung und der geistigen Aktivität). Man schläft ein. Wenn man nachts wach bleibt, tritt der Pitta-Zustand verstärkt auf, was zu einem Gewichtsverlust führt. Bei vermehrtem Schlaf, besonders tagsüber, wird das Kapha vermehrt, was zu einer Gewichtszunahme führt. Den Tagesschlaf sollten dicke Menschen und Kapha-Typen meiden. Ein kurzer Tagesschlaf ist bei Kleinkindern, alten Menschen und chronisch kranken Menschen zu empfehlen.

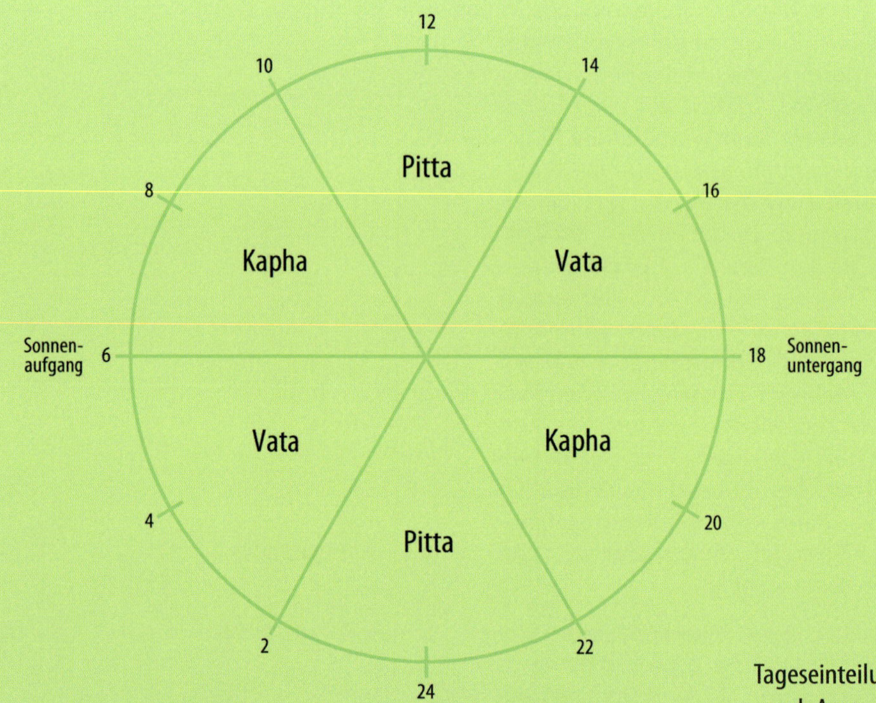

Tageseinteilung nach Ayurveda

Ängste, Sorgen, Trauer, Ärger, Arbeitsstress etc. verursachen Schlaflosigkeit.

Ayurvedische Ölmassagen helfen den Menschen zur Ruhe zu kommen und unterstützen den Schlafrhythmus.

Ayurveda empfiehlt, eine Stunde vor Sonnenaufgang (in der Vata-Phase) aufzustehen. Der Körper wird durch die Vata-Eigenschaften Leichtigkeit und heitere Frische belebt. Ab etwa 18 Uhr übernimmt wieder Kapha die Führung des inneren Rhythmus. Damit ist die geeignete Zeit für ein kleines Abendessen gegeben. Zu spätes Einschlafen stört das innere Gleichgewicht. Wird der tote Punkt, etwa gegen 22 Uhr, überwunden, so tritt man in eine neue Phase, die Zeit von Pitta, die bis etwa 2 Uhr am Morgen dauert und in der neue Energie frei wird. Diese dient aber vordringlich dem Stoffwechsel. Es wird Wärme für den Schlaf produziert. Die Zellteilungsgeschwindigkeit erreicht nun ihren Höhepunkt. Jetzt ist auch die beste Zeit für die geistige Verarbeitung von Tagesresten. Es kommt zu einer verstärkten Produktion von Cholesterin und der Wachstumshormone. Wer unter Schlafstörungen leidet, sollte noch während der Kapha-Phase, also vor 22 Uhr, zu Bett gehen.

Zwischen 2 Uhr und 6 Uhr morgens dominiert wieder Vata. Die Melatoninausschüttung, eine wichtige Substanz, die das Wachstum beeinflusst, und für den Schlaf, das Traumgeschehen und das Immunsystem verantwortlich ist, erreicht nun ihren Höhepunkt. Die REM-Phasen (rapid eye movement) werden nun länger. Auch die Produktion der Nebennierenhormone wie Cortison und Cortisol steigt an. Die Konsistenz des Blutes erhöht sich, die Körpertemperatur steigt an. Unsere Träume sind besonders lebhaft.

Gegen Morgen werden die Ausscheidungsorgane durch die „innere Uhr" aktiviert. Der Übergang zum Aufwachen ist eingeleitet.

Sexuelle Energie

Vielleicht kann man Ayurveda auch als ein Buch der Empfehlungen bezeichnen, denn Ayurveda verbietet grundsätzlich niemandem etwas, sondern zeigt Mittel und Wege auf, wie das Gleichgewicht zwischen Innen und Außen, zwischen Mensch und Natur wiederhergestellt werden kann. Dabei gibt es einen Weg der Enthaltsamkeit, es gibt aber auch jenen Weg, bei dem es zu einem heilsamen Ausleben der Sinne kommt und bei dem jede und jeder sein Grundrecht auf Sexualität leben und davon gesundheitlich profitieren kann. Moral und ethische Grundeinstellungen sind nicht zuletzt vom sozia-

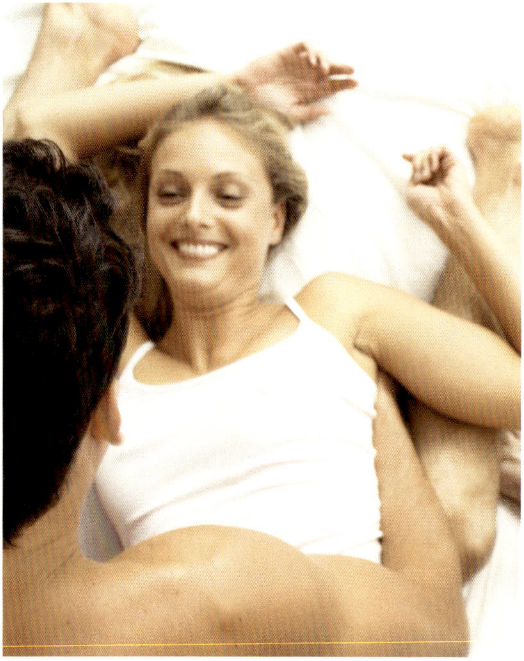

len und geschichtlichen Umfeld beeinflusst. Indisches Ayurveda empfiehlt, zwischen der Kindheit und dem Abschluss der Ausbildung (20. bis 25. Lebensjahr) enthaltsam zu leben. Dies unterstützt eine gute Ausbildung und einen unverfälschten Zugang zum wahren Wissen.

Im Erwachsenenalter hat jeder gesunde Mensch das Bedürfnis nach einem ausgewogenen Sexualleben. Wenn der Geschlechtstrieb unerfüllt bleibt, kann dies auch zu geistigen oder körperlichen Krankheiten führen.

Die ayurvedische gesunde Lebensweise

Der ayurvedische Begriff für Gesundheit heißt Swastha und bedeutet „Im Selbst gegründet sein." Der Mensch ist eins mit dem Kosmos und lebt dies in stiller Bewusstheit. Um unsere Gesundheit zu erhalten, müssen wir bestimmte Richtlinien einhalten. Laut Ayurveda sind dies folgende Regeln:

1. Die tägliche Lebensweise.
2. Der Jahreszeit angepasste Lebensweise.
3. Umsicht beim sexuellen Verhalten.
4. Verhaltensregeln in der Gesellschaft.
5. Vorsichtsmaßnahmen gegen vorzeitiges Altern.
6. Ethisches Verhalten.

Die tägliche Lebensweise (Dinacarya)

Nach dem Aufstehen sollten Körper und Geist täglich gepflegt werden. Die ideale Zeit zum Aufstehen ist die Vata-Zeit, d.h. vor dem Sonnenaufgang sollte man aufstehen. Die Zahnpflege sollte mit Zahnpulver oder Zahnpaste erfolgen, was in Verbindung mit ayurvedischen Kräutern eine zusammenziehende (herbe) Wirkung hat. Dies verhindert verschiedene Zahnprobleme und vor allem Zahnfleischerkrankungen.

Die Zunge sollte man täglich reinigen. Ayurvedische Zungenschaber sind im Handel erhältlich. Die Säuberung der Zunge reinigt nicht nur den Mund, sie stimuliert zugleich auch den Verdauungstrakt und stärkt das Verdauungsfeuer. Ayurvedische Mundpflege sieht vor, täglich mit warmem Öl (Sesamöl) zu gurgeln. Diese Anwendung stärkt nicht nur die Zähne, sondern verbessert auch die Stimme und das Geschmacksempfinden.

Gesichtspflege

Jeden Morgen sollte das Gesicht und die Augen mit kaltem Wasser gewaschen werden. Eine tägliche, zehn Minuten dauernde Behandlung mit einer Gesichtspaste aus Sandelholz, Kurkuma und Milch reduziert die Bildung von Gesichtsfalten.

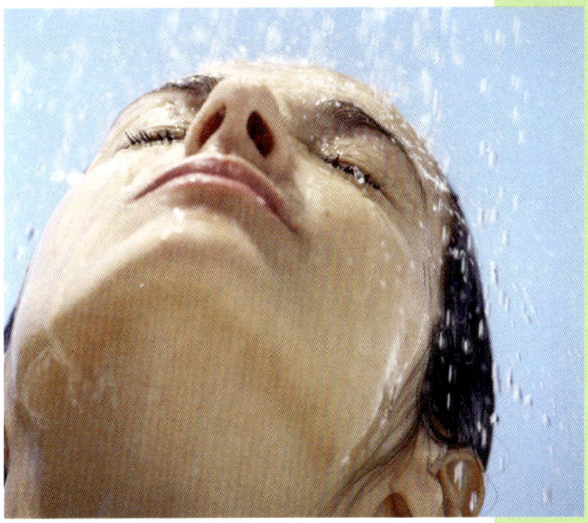

Augenpflege

Um Schmutzpartikel zu entfernen, sollten die Augen täglich mit Collyrium oder mit Kajal eingeschmiert werden. Eine Mischung aus Triphala und Ghee ist wohltuend für die Augen.

Nasenpflege

Die tägliche Nasenpflege (Nasya) schützt die Nase, die Augen, den Rachen und die gesamte Nacken- und Kopfregion vor Krankheiten und verbessert die Stimme. Die Nasenreinigung sollte zuerst mit Salzwasser (Jala Neti) beginnen und anschließend mit dem Eintropfen eines ayurvedischen Nasenöls beendet werden.

Massage

Die tägliche Massage mit verschiedenen ayurvedischen Ölen vertreibt Müdigkeit, kräftigt die Muskeln und verbessert die Beweglichkeit der Gelenke. Regelmäßige Kopfmassage mit ayurvedischen Ölen fördert einen guten Schlaf. Eine Fußsohlenmassage verbessert das Sehvermögen.

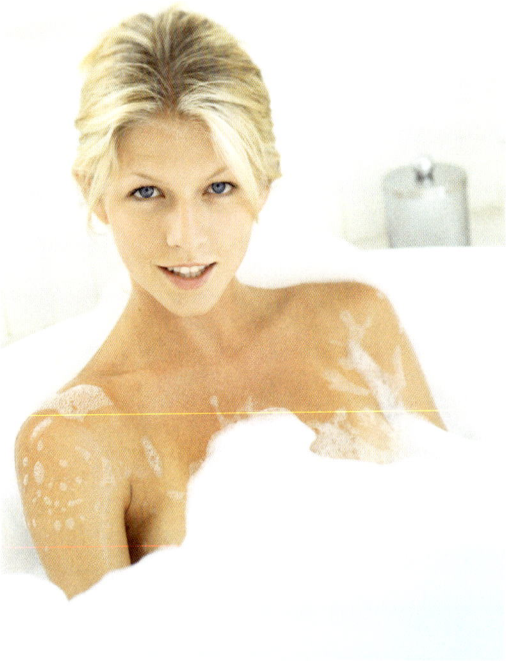

Gymnastik

Man sollte regelmäßig mehrere Bewegungsübungen durchführen. Diese Übungen sollten nicht anstrengend sein. Wenn man auf der Stirn und unter den Achseln zu schwitzen beginnt, ist dies ein Hinweis, dass die Übungen ausreichend sind und beendet werden können. Die Übungen sollten je nach Alter, Kraft und körperlichem Allgemeinzustand absolviert werden. Eine Überanstrengung sollte vermieden werden. Ideal sind regelmäßige Yogaübungen.

Baden

Nach Ölmassage und gymnastischen Übungen sollte täglich ein warmes Bad genommen werden. Regelmäßiges Baden bzw. Duschen vertreibt die Müdigkeit und reinigt den Körper.

Schlaf

Allgemein reichen täglich sechs bis sieben Stunden Schlaf. Schlafen gehen sollte man in der Kapha-Zeit, also vor 22 Uhr.

Der Jahreszeit angepasste Lebensweise (Ritucarya)

Anfällig für Krankheiten ist man häufig zum Jahreswechsel. Im Frühjahr nimmt Kapha zu, im Sommer Pitta und im Winter Vata. Je nach Körpertyp (Vata,

Pitta, Kapha) sollte man der entsprechenden Jahreszeit angepasste Nahrungsmittel bevorzugen und regelmäßige Körperreinigungstherapien durchführen.

Ethische Lebensweise

Für einen gesunden Körper braucht man einen gesunden Geist. Um den Geist gesund zu erhalten, sollte man die Regeln für die einfachen ethische Lebensregeln einhalten: Gutes tun, Schlechtes vermeiden, die Wahrheit sprechen, die Beherrschung nicht verlieren und niemandem schaden. Zusätzlich sollte man regelmäßig meditieren und die sinnlichen Bedürfnisse unter Kontrolle halten.

Antiaging (Rasayana)

Das Sanskritwort Rasayana setzt sich aus zwei Teilen zusammen. Rasa ist das erste Körpergewebe, das nach ayurvedischer Auffassung aus dem ersten Nahrungsbrei nach der Verdauung entsteht. Ayana übersetzt man mit „richtige Bewegung". Rasa ist der nährende Fluss der Nahrung und Ayana bezeichnet die Wirkungsrichtung. Rasayanas werden verordnet, um die Verbindung zwischen Körper und Geist zu verbessern. Es kommt zu einer Regeneration jeder einzelnen Zelle. Im Ayurveda ermöglichen Rasayanas ein langes, gesundes und glückliches Leben. Sie dienen der Vorbeugung sowie der Steigerung der Leistungsfähigkeit und Abwehrkraft und werden nicht bei akuten Erkrankungen eingesetzt. Vajikarana ist eine Art Aphrodisiakum. Rasayanas haben keinerlei schädliche Nebenwirkungen und sind mit Nahrungsergänzungsmitteln vergleichbar. Sie wirken unspezifisch, nährend und stärkend.

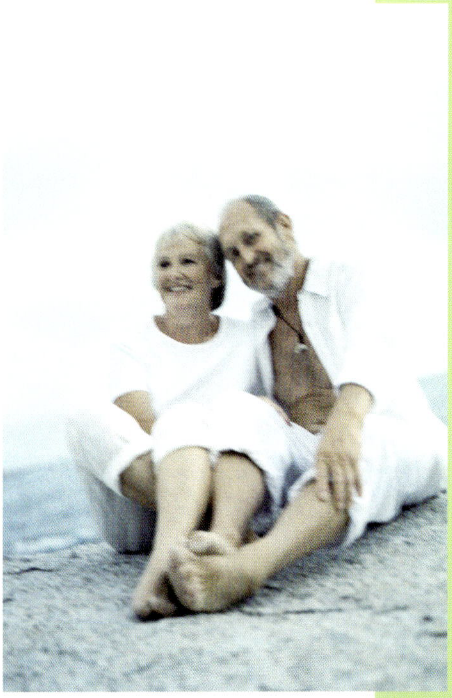

Rasayana und der Alterungsprozess

Genetisch bedingte enzymatische Reaktionen, die den Alterungsprozess vorantreiben bzw. hemmen, können durch die Rasayana-Therapie neutralisiert bzw. stimuliert werden.

Rasayana wirkt antioxidativ, dadurch werden freie Radikale entfernt.

Rasayana stimuliert das Verdauungsfeuer (Agni), wodurch die Schlackenstoffe im Körper (Ama) eliminiert werden.

Rasayana hat eine Antistresswirkung.

Man sollte mit der Rasayana-Therapie sehr früh beginnen, schon vor dem 45. Lebensjahr. Vor Beginn dieser Therapie sollte eine Panchakarma-Behandlung durchgeführt werden. Die Therapie kann ambulant oder stationär erfolgen.

Die ambulanten Behandlungen sind:

- Gesunde Ernährung je nach Körperkonstitution.
- Richtige Lebensführungen, wie friedliches Leben, Enthaltsamkeit, Respektieren aller Lebewesen und Religiosität.
- Ayurvedische Rasayana-Kräuter: Triphala, Satavari, Ashwaganda, Brahmi, Amla und Chavanaprash.

Die stationären Behandlungen (Kutipravesika) sind:

- Reizfreies Leben in einem abgeschiedenen Raum für 50 bis 60 Tage, außer durch den Therapeuten kein Kontakt zur Außenwelt.
- Die Nahrung besteht nur aus Rasayana-Lebensmiteln.

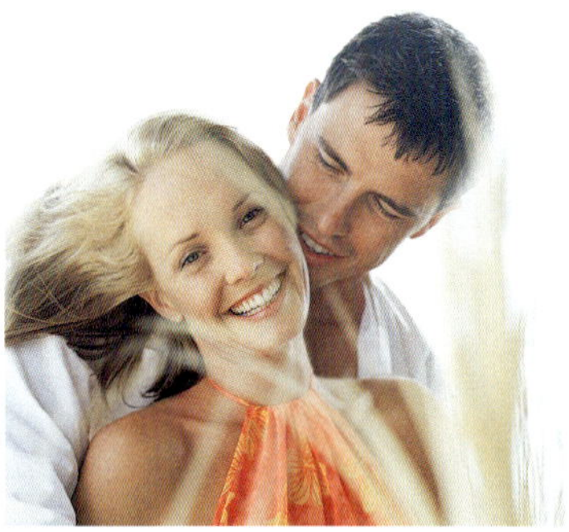

Aphrodisiakum (Vajikarana)

Aphrodisiaka verbessern die sexuellen Funktionen und sorgen für einen gesunden Nachwuchs. Diese Behandlung ist nicht nur eine medizinische Behandlung, sondern beinhaltet auch einen diätetischen, funktionellen und mentalen Ansatz. Die fördernden Faktoren sind gute Ernährung, emotionale und geistige Einstellung, eine angenehme Umgebung.

Mango, Kokosnuss, Datteln, Weintrauben, Lotusblüte, Süßholz, Satavari, Ashwaghanda und Kapikacchu sind einige aphrodisiatisch wirkende Nahrungsmittel und Kräuter. Trockene Nahrungsmittel, Erbsen, Mais, Senfblätter etc. wirken antiaphrodisierend.

Ayurveda-Yoga und Meditation

Zur Erhaltung der Gesundheit und Behandlung von Krankheiten kennt Ayurveda zwei Ansätze: den physischen und den geistigen. Um den geistigen Zugang besser zu verstehen, ist Wissen über das Bild des Universums hilfreich. Im sanskritisch-brahmanischen Kosmos besteht die Vorstellung, dass jede Manifestation einer reinen, bewusstseinserfüllten Nicht-Manifestation entspringt. Die Nicht-Materie (Purusa) ist völlig wandlungslos, ewig und allgegenwärtig. Sie ist sich selbst genügend, außerhalb aller Kausalität, reines Bewusstsein und niemals Bewusstsein von etwas.

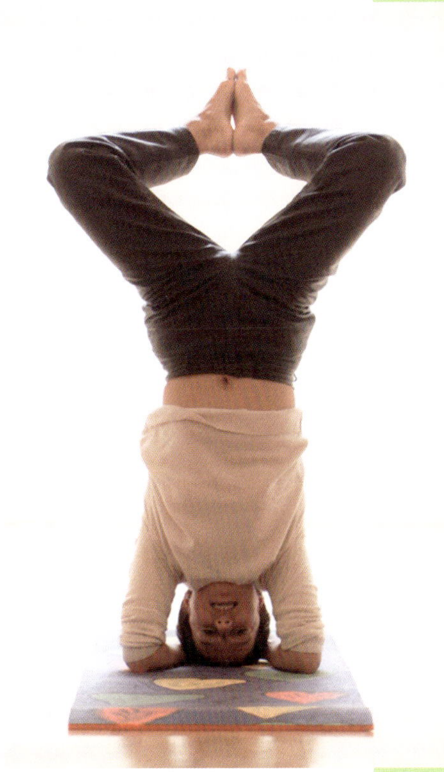

Das Gegenteil von Purusa, der männlichen Kraft, ist Prakrti (Materie). Sie umfasst alles Körperhafte, aber auch psychomentale Zustände, wie intellektuelles Denken, Fühlen und Wollen. Prakrti ist die dynamische weibliche Kraft, die alle Erscheinungen verursacht. Zwischen beiden Prinzipien herrscht Harmonie, die in der androgynen Gestalt der Gottheit Shiva ihren Ausdruck findet.

In den Veden wird ein Universum beschrieben, in welchem ein Wechselspiel von energetischen Zuständen stattfindet. Manifestationen entstehen und lösen sich wieder auf. Stoffliches und Nichtstoffliches, Natur und Götter sind diesem Wandel unterworfen. Auch das Dunkle (Tamas) oder die Gewalt (Rajas) sind in diesen Wandel einbezogen und erfahren keine Wertung im westlichen Sinn der Begriffe Gut und Böse.

Es besteht grundsätzlich die Möglichkeit, dass es zu einem Ungleichgewicht der Kräfte kommt und Prakrti aus dem Zustand der Nichtentfaltung tritt und sich Materie bildet. Jedes Ungleichgewicht kann wieder in ein Gleichgewicht zurückgeführt werden. Es kann eine Annäherung an Purusa erfolgen. Dies geschieht aber nicht mit den Mitteln der an die Materie gebundenen Kraft Prakrti.

Purusa „denkt nicht", ruht emmanationsfrei in sich und kann daher auch nicht über Denkprozesse erkannt werden. Prakrti bindet uns an die Materie, und ihr Werkzeug, die Vernunft, kann uns im besten Fall an die Schwelle des Erwachens, also in Richtung Purusa bringen. Mittels Meditation und Yoga ist diese Schwelle erreichbar.

Es werden nicht nur körperliche, sondern auch geistige und seelische Belastungen mitberücksichtigt. Diese werden zusätzlich mit Yoga- und Meditationsübungen ergänzt.

Meditation bedeutet Empfänglichkeit und passive Wahrnehmung, Einnahme einer Haltung, die Raum schafft, in dem sich die innere Wahrheit, das In-sich-Ruhende entfaltet. Jede Form der Meditation besitzt eine heilende Dimension. In den ayurvedischen Schriften wird die Überzeugung vertreten, dass auch die Erde und auf ihr die Pflanzen meditieren. Durch die Bewegung der Sonne entsteht das große Mantra Om, Manifestation einer Meditation. Selbst der Kosmos betreibt Yoga.

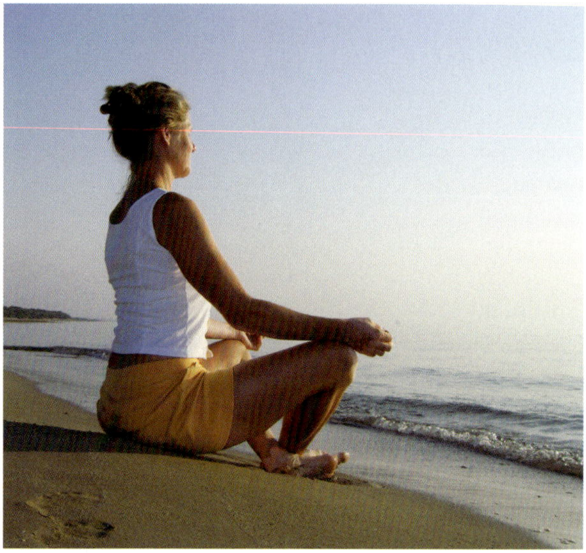

Yoga ist aber auch eine Wissenschaft vom Leben im Alltag, die uns hilft, unseren gesamten Körper beweglich zu erhalten, Atmungsgewohnheiten zu verbessern und die Konzentrationsfähigkeit zu steigern. Für die aktive Ausübung von Yoga gibt es keine Altersbegrenzung. Yoga macht Spaß und steigert unsere Lebensfreude. Der Körper wird gestärkt, entspannt, und der Geist findet innere Ruhe. Somit erhalten die Meditierenden ein Gefühl für jenen Zustand inneren Friedens, der ihre wahre Natur ausmacht. Durch regelmäßige Meditation wird der Alltagsstress abgebaut und Ruhe sowie Ausgeglichenheit erzielt.

Die fünf Prinzipien des Yoga sind

- richtige Körperübungen,
- richtige Atmung,
- richtige Entspannung,
- richtige Ernährung,
- positives Denken und Meditation.

Während das spirituelle Raja-Yoga auf eine geistige Weiterentwicklung zielt und Übungen im spirituellen Bereich vorsieht, zielt das Hatha-Yoga auf eine hauptsächlich körperliche Betätigung.

Hatha-Yoga ist eine Form des Yoga, bei der das Gleichgewicht zwischen Körper und Geist vor allem durch körperliche Übungen (Asanas) und durch Atemübungen (Pranayama) angestrebt wird. Hatha bedeutet Gewalt oder Kraft; damit soll die Anstrengung unterstrichen werden, die notwendig ist, um das eigentliche Ziel der Überwindung alle Illusionen und die Vereinigung mit dem Alleinen zu erreichen. Weiters wird der Begriff als Ausdruck der Einheit einander entgegengesetzter Energien (heiß und kalt, männlich und weiblich, positiv und negativ, Sonne und Mond) gedeutet.

Auch im Yoga spielen die Doshas eine wichtige Rolle. Je nach Körperkonstitution sind verschiedene Asanas durchzuführen.

Yoga für Vatas

Dies sind einfache Stellungen, die den Ausführenden nicht ermüden. Diese Übungen stärken den Becken-, Lenden-, Unterbauchbereich sowie die Extremitäten, wo sich der Hauptsitz von Vata befindet.

- **Bhujangasana** (Cobrastellung) ist eine Übung für die Stärkung des Rückens.
- **Vajrasana** (Fersensitz) ist eine Übung für die bessere Durchblutung des Beines.

- **Salabhasana** („Heuschrecke“) stimuliert die Verdauung.
- **Shirshasana** (Kopfstand) stärkt das Gleichgewicht, führt zu geistiger Stärke und innerer Klarheit.

Yoga für Pittas

Übungen, bei denen der Körper nach hinten gebeugt wird, wirken sich auf Pitta-Menschen wohltuend aus. Diese Übungen stärken die Bauchorgane, besonders Leber, Galle, Dünndarm und auch das Herz. Körper vorbeugende Übungen verschlechtern Pitta. Eine Kopfstandübung erhöht Pitta, daher ist besondere Vorsicht geboten.

- **Dhanurasana** („der Bogen“) ist eine Übung für die Stärkung des Rückens und die Öffnung des Herzens.
- **Ustrasana** („Kamel“) öffnet den Brustkorb. Diese Übung verhilft zu einer tieferen, freieren Atmung.

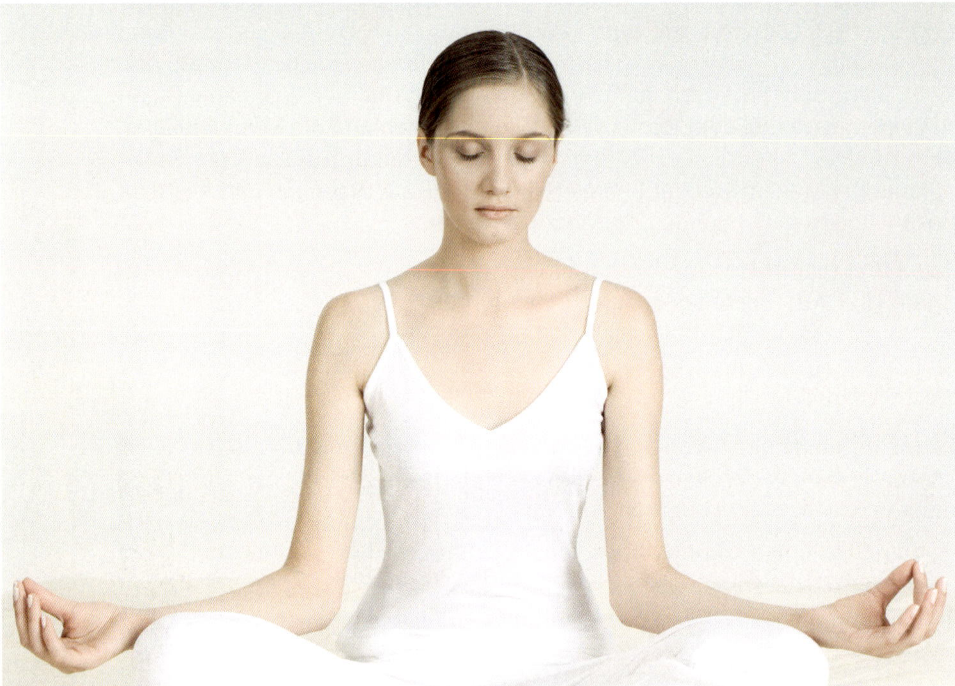

- **Sarvangasana** (Schulterstand) ist eine Übung für das Gleichgewichtsgefühl, für geistige Stärke und innere Klarheit.
- **Matsyasana** (Fischstellung) harmonisiert die Schilddrüse und entspannt Rücken- und Schultermuskeln.

Yoga für Kaphas

Diese Übungen stärken Magen-, Brust- und Kopfregion. Alle Körperdrehübungen, die im Stehen durchgeführt werden, sind gut für Kapha.

- **Tadasana** („die Bergstellung") verbessert die Körperhaltung, Stabilität und Festigkeit auf beiden Beinen.
- **Simhasana** („der Löwe") hilft emotionelle Spannungen zu lösen.
- **Vrikshasna** („der Baum") ist für Gleichgewicht und geistige Flexibilität gut und verhilft zu einem stärkeren Selbstvertrauen.
- **Mayurasana** („der Pfau") ist eine Gleichgewichtsübung, fördert die geistige Stärke und verhilft zu innerer Klarheit.

Atemübungen (Pranayama)

Pranayama werden die Atemübungen im Yoga bezeichnet. Man versteht darunter das bewusste, rhythmische Atmen mit deutlich positionierten Pausen. Pranayama wird durch das abwechselnde Verschließen und Öffnen der Nasenlöcher ausgeführt. Ausatmung, Einatmung und Atempausen werden beim Pranayama in ein bestimmtes Verhältnis zueinander gebracht. Wenn Pranayama regelmäßig praktiziert wird, kommt es zu einer Vergrößerung des Atemvolumens. Diese Übung hilft nicht nur das Volumen der Lunge zu vergrößern, es werden auch alle anderen Hohlraumorgane des Körpers positiv beeinflusst.

Meditation

Meditation unterstützt dabei, in Körper, Geist und Seele einen Zustand des Wohlbefindens und der Ausgeglichenheit zu erzielen. Lange Konzentration führt zu Ermüdungserscheinungen, weil dabei versucht wird, alle Störfaktoren auszuschließen. Meditation hingegen wirkt entspannend, weil alles Erdenkliche dabei eingeschlossen wird. Meditation hat eine bewusstseinserweiternde Wirkung und fördert die spirituelle Entwicklung. Durch Meditation wird der Mensch in einen Zustand der Gelassenheit versetzt.

Eine Reihe von wissenschaftlichen Untersuchungen zeigt, dass die Wirkungselemente der Meditation nicht auf die subjektive Empfindungswelt beschränkt bleiben, sondern nachweisbare Auswirkungen auf den physischen Körper haben. Meditation mildert die Symptome chronischer Krankheiten, reduziert Stress, senkt den Blutdruck, verbessert den Schlaf und stärkt das Immunsystem.

Meditation ist weder anstrengend noch ermüdend. Durch Entspannungstechniken kommen sowohl Körper als auch Geist zur Ruhe. In diesem Zustand sind Gedanken in ihrer Wirkung sehr mächtig. Wünsche manifestieren sich rascher, körperliche Heilungen vollziehen sich schneller und Depressionen wandeln sich in Glücksgefühle.

Ayurveda und Wellness

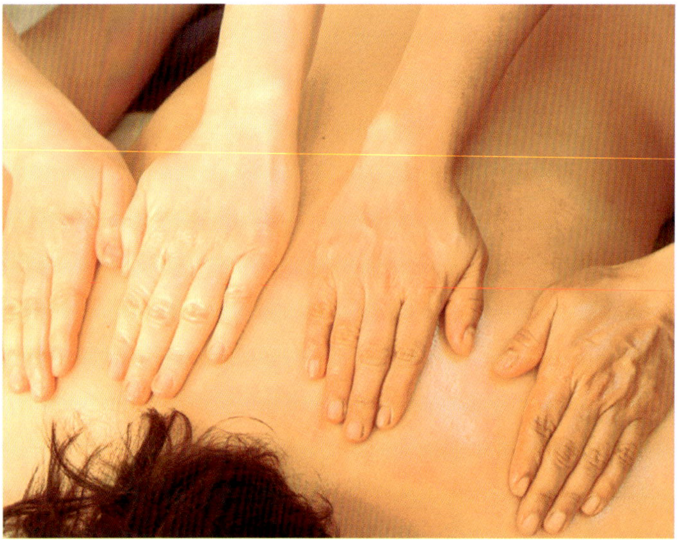

In den letzten Jahren kam es zu einem regelrechten Wellness-Boom, von dem nicht zuletzt die gehobene Hotelerie profitiert. Wohlbehagen wird in den phantasievollsten Varianten verkauft. Nicht selten steht hinter einer schönen Fassade nur wenig Fachwissen. Wenige, meist selbst erlernte Techniken genügen, um Ayurveda-Massagen anzubieten, die den Namen, den sie tragen, oft nicht verdienen. Der Ayurveda-Wellness-Berater hat eine umfangreiche Ausbildung zu absolvieren. In Indien ist der Ayurveda-Arzt dem europäischen Schulmediziner gleichgestellt und wird auch von der Weltgesundheitsorganisation (WHO) als gleichwertiger Mediziner anerkannt.

Wikipedia umschreibt den Begriff Wellness wie folgt: „Der Begriff Wellness, erstmals 1654 in einer Monografie von Sir A. Johnson als „...wealnesse“ mit „gute Gesundheit“ übersetzt, steht nach modernem Verständnis für ein ganzheitliches Gesundheitskonzept.“

Erholungsvorgänge wirken in zweierlei Hinsicht auf die menschliche Gesundheit. Zum einen erfordern sie Loslösung, wenn auch temporär bedingte Trennung von jenem Teil des Lebens, der zu einer Überbelastung geführt hat. Zum anderen wird eine aktive Tätigkeit erwartet, die zu einer Regeneration des menschlichen Organismus führt. Dieser Teil der Erholung findet sowohl auf mentaler als auch auf körperlicher Ebene statt.

Neuere Untersuchungen haben ergeben, dass für eine nachhaltig wirkende Erholung ein Urlaub von mindestens drei Wochen erforderlich ist. Die erste Woche dient hauptsächlich zum Abbau des vorhandenen Stresspotentials. Dadurch ist in der zweiten Woche die Bereitschaft zur aktiven Gestaltung der Freizeit gegeben. Tätigkeiten, die Körper und Geist beschäftigen und zu einer inneren Ausgewogenheit führen, können nun wirkungsvoll durchgeführt werden. In der dritten Woche erfolgt dann erst der erwartete tiefe Entspannungsmoment.

Zeit ist das kostbarste Gut, das der Mensch zur Verfügung hat. Er sollte mit der Einteilung seiner Zeit daher auch sorgfältig umgehen. Was wichtig ist, muss nicht immer einen hohen Stellenwert in der Gesellschaft haben.

In Österreich gibt es einen Verein zur Verzögerung der Zeit. Einziges Ziel ist es, die Zeit zu entschleunigen und Raum für Wertigkeiten herzustellen, die das Leben qualitätsvoller machen. In Italien gibt es eine ähnliche Vereinigung in der Gastronomie, die Fastfood in jeder Form ablehnt. Die im 19. Jahrhundert bekannte sogenannte Sommerfrische kannte den Begriff der „kultivierten Langeweile“. Das Angebot zur Gestaltung der Freizeit war nicht umfangreich. Die Kurpromenade, als Ort täglicher Spaziergänge, stand im Mittelpunkt des Tagesgeschehens.

Ayurveda kennt keine Lehre zur verbesserten Freizeitgestaltung. Vielmehr geben die Texte Auskunft über die Möglichkeit, Fehlentwicklungen zu korrigieren und das Gleichgewicht zwischen dem, was die Seele benötigt und die Umwelt erfordert, wiederherzustellen. Die Entschlackung ist auch hier erforderlich. Ballast abzuwerfen, offen für Neues zu sein, Wertloses nicht mehr an sich herankommen zu lassen, Geist und Sinne zu schärfen und einen Blick für das Wesentliche zu bekommen, ist ein wichtiges Resultat auf dem Weg zur Neuorientierung.

Die Ayurveda-Schwerpunkte sind:

- präventive Medizin-Wellness und Anti-Aging,
- Reinigung und Entschlackung,
- Behandlung von chronischen und psychosomatischen Krankheiten.

Auch im Westen ist Ayurveda ein dynamisch wachsender Bereich der Komplementärmedizin, der immer stärker ins Bewusstsein des öffentlichen Interesses rückt. Vor etwa 20 Jahren wurde Ayurveda in Europa durch Ayurveda-Massagen und Wellness bekannt. Die Qualität der angebotenen Massagen lässt aber in vielen Fällen zu wünschen übrig, da die Grundlagen nicht ausreichend bekannt sind.

In unserer modernen Gesellschaft sind viele Menschen nicht nur körperlich, sondern auch geistig und mental durch die Arbeit überbelastet. Hier bietet Ayurveda ein „Lifestyle-Management" für eine gesunde Lebensführung. Ayurveda-Wellness geht mit dem modernen Wellness-Gedanken insofern konform, als sich in ihm körperliche Betätigung, Körperpflege und entspannende Techniken ergänzen.

Einige wirksame Anwendungen zur Entspannung sind Shirodhara, der ayurvedische Stirnguss und Massagetechniken wie Abhyanga.

Vier wichtige Anwendungen

Entspannung

Ayurveda-Techniken zur Erhaltung der Gesundheit zielen nicht nur auf körperliche, sondern auch auf geistige und seelische Belastungen. Diese werden hauptsächlich mit Yoga- und Meditationsübungen (Hata, Raja) behandelt.

Ernährung

Die richtige und ausgewogene sowie individuell angepasste Ernährung ist aus ayurvedischer Sicht eine der wichtigsten Grundlagen für die Erhaltung der Gesundheit. Ein ganz besonderer Schwerpunkt lautet, gehaltvolle Nahrungsmittel zu konsumieren und vor allem beim Essen Stress zu vermeiden.

Einerseits sollen Verträglichkeiten und Unverträglichkeiten von Nahrungsmitteln, aber auch persönliche Vorlieben berücksichtigt werden. Der Mensch soll wieder ein natürliches Gefühl für die richtigen Speisen und die richtige Nahrungsmittelmenge entwickeln. Denn nicht für jeden sind die gleichen Nahrungsmittel geeignet. Der Mensch soll mit all seinen Neigungen, Bedürfnissen, Fähigkeiten und Anlagen als Ganzheit gesehen werden.

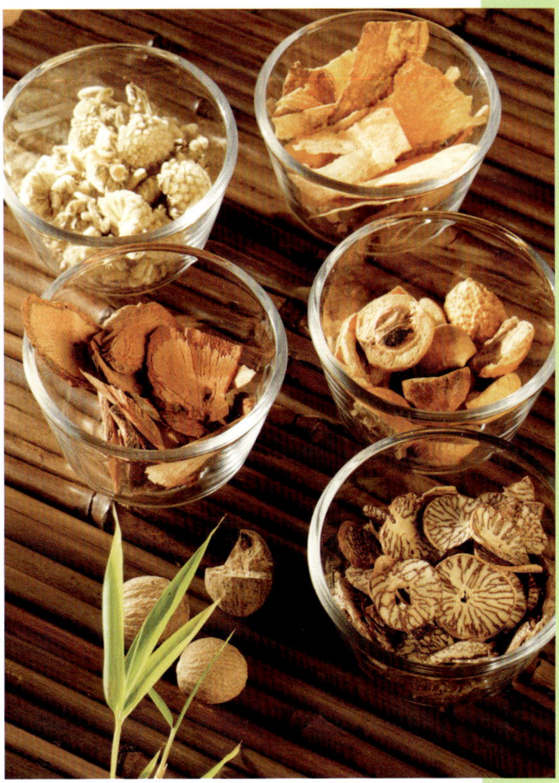

Generell gelten warme, lange gegarte Gerichte als leichter verdaulich als kalte oder rohe Mahlzeiten. Ayurvedische Gewürzmischungen unterstützen die Verdauung und den Stoffwechsel des Körpers. Aber auch hier gilt der Grundsatz der ausgewogenen und individuell abgestimmten Ernährung.

Körperpflege und eine innere Entgiftung

Ayurvedische Öltherapien und Massagebehandlungen sind eine besondere Kunst des Heilens. Durch Ölbehandlungen, Schwitzkuren und Massagen wird der Körper in seinen Reinigungs- und Erneuerungsprozessen unterstützt. Das ursprüngliche Gleichgewicht der Elemente kann somit zurückgewonnen werden, und als Folge dessen lösen sich viele Beschwerden. Durch eine sanfte Magen-Darm-Reinigung erreicht man eine innere Reinigung.

Individualität

Jeder Mensch hat seine eigene, spezifische körperliche und geistige Konstitution. Für eine gesunde Lebensführung spielt die Bestimmung eine wichtige Rolle. Eine erste Grundbestimmung Ihrer Konstitution ist in diesem Buch mittels des beigefügten Fragebogens möglich (siehe Seite 44 ff). Wie viel Zeit sind Sie sich wert? In unserer westlichen Gesellschaft ist eine Reihe von Fehlentwicklungen bekannt, ohne dass wir uns ihrer Beseitigung widmen. Eine davon ist der Zeitdiebstahl, der von all jenen ungestraft ausgeübt wird, die glauben, zur Gänze über unsere Zeit verfügen zu können. Freiraum für sich selbst zu schaffen, ist der erste Weg, nicht aus der Gesellschaft, sondern vielmehr zu einem anderen Verständnis der Gesellschaft. Die Rückeroberung der individuellen Zeit sollte allen Menschen ein besonderes Bedürfnis sein. Ein besseres Selbstverständnis und eine verbesserte Beziehung zu sich führt zu einer verbesserten Beziehung zur Umwelt.

Ayurvedische Massage (Abhyyanga)

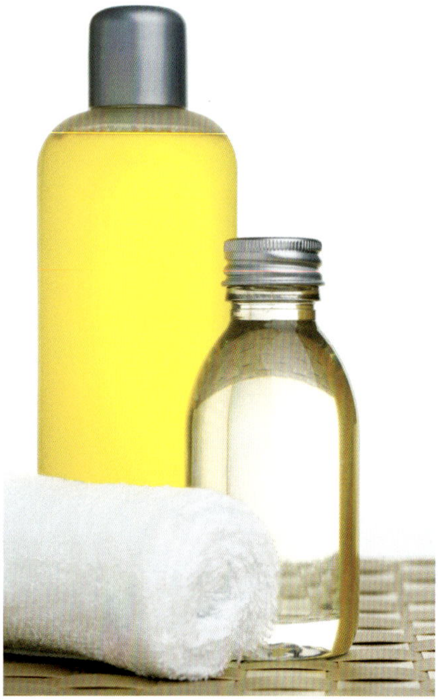

„Meine Hand ist Gott, grenzlos glückselig ist meine Hand, diese Hand bewahrt alle heilenden Geheimnisse, die ganz machen mit sanften Berührungen."

Zitat über ayurvedische Massage aus dem 3. Teil der Veden

Die ayurvedische Kräuterölmassage wird eingesetzt, um die Gesundheit zu erhalten oder sie wiederherzustellen. Diese Massage dient als natürlicher Weg, den Körper von Krankheiten und inneren Disharmonien zu befreien und den Menschen in sein körperliches und seelisches Gleichgewicht zu führen.

Das Einölen der Haut (Abhyanga) wird von alters her in Ayurveda hoch geschätzt. Der Körper wird durch Ölmassage fest, geschmeidig, frei von Vata-Störungen und widerstandsfähig gegenüber Belastungen und schädlichen Bewegungen. Die Haut fühlt sich angenehm an, ist geschmeidig und hat eine gesunde Farbe.

Ayurvedische Massage wird traditionsgemäß in drei Kategorien eingeteilt. Es gibt nährende, ausleitende und aufbauende Behandlungen.

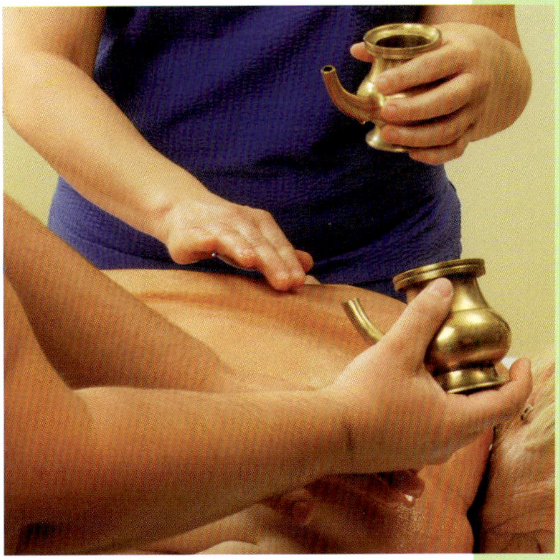

Ausleitende Behandlungen unterstützen die körpereigene Reinigung und Entgiftung. Das Öl kann bis in die Zellen eindringen und dort Abfallstoffe lösen, an sich binden und zur Ausleitung in den Magen-Darm-Kanal befördern. Bei diesen Behandlungen ist es wichtig, durch Schwitzen und Trinken von warmem Wasser die Ausleitung der gelösten Gifte zu unterstützen.

Die ayurvedische Massage wird zum einen als Vorbereitung für Reinigungstherapien (Panchakarma) eingesetzt, zum anderen auch als eigenständige Technik angewendet. Sie übt eine belebende Wirkung auf die Haut, die Muskeln, Venen und Arterien, Herz und Kreislaufsystem und das Nervensystem aus. Sie verbessert das Hautbild, stärkt die Lungen, die Eingeweide und die Knochen und regeneriert das Verdauungssystem.

Sie beinhaltet alle Aspekte der ayurvedischen Behandlungen zur Verjüngung, Vitalisierung, Reinigung, zur Steigerung des Selbstwertes und zur Förderung der Intelligenz.

Abhyanga heißt Bewegung. In den klassischen Ayurveda-Texten wird der Masseur angewiesen, so viel Öl zu nehmen, dass es erst nach 30 Mantra (= 47,5 Minuten) vollständig einmassiert ist, wenn zwei Masseure einen Patienten betreuen.

Ayurvedische Massageöle werden je nach Indikation und Körperkonstitution zubereitet (gereift). Kräuter und Wasser werden aufgekocht und auf ein Viertel der Flüssigkeit reduziert. Dann gibt man das Öl dazu und lässt das Wasser ganz verkochen, bis nur noch das Öl übrig bleibt. Die so gewonnene Ölessenz ist sehr wertvoll und dringt gut in die Haut ein.

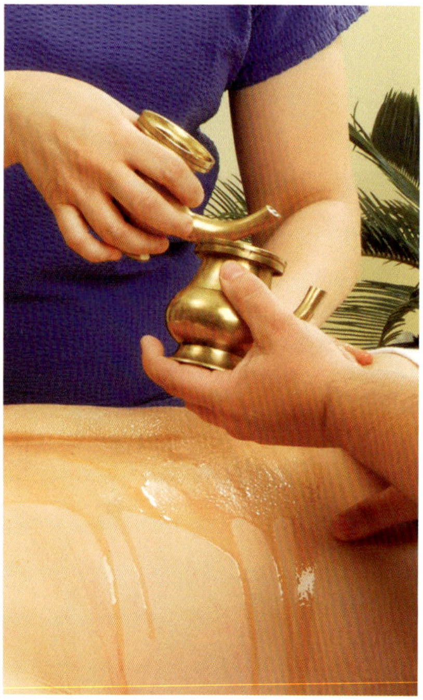

Bei dieser Zubereitung entsteht im Öl das Agni (das ayurvedische Feuer), das dem Öl die reinigende und medizinische Kraft verleiht.

Ayurvedische Massageölwirkung

- Verzögert bei regelmäßiger Anwendung den normalen Alterungsprozess sowie Gedächtnisverlust.
- Lindert Angst und Depression.
- Besänftigt Vata.
- Steigert visionäre Fähigkeiten.
- Stärkt den gesamten Organismus.
- Verlängert das Leben.
- Bringt gute Sehkraft.
- Verbessert die Wundheilung.
- Verbessert die allgemeine Hautbeschaffenheit.

Ayurvedische Massagen sind nicht geeignet

- bei Erkältung mit starker Verschleimung,
- direkt nach einer ausleitenden Behandlung (Panchakarma),
- wenn Nahrung noch nicht vollständig verdaut ist,
- bei akutem Fieber,
- bei offenen Wunden.

Vastu – ayurvedische Bau- und Wohnkultur

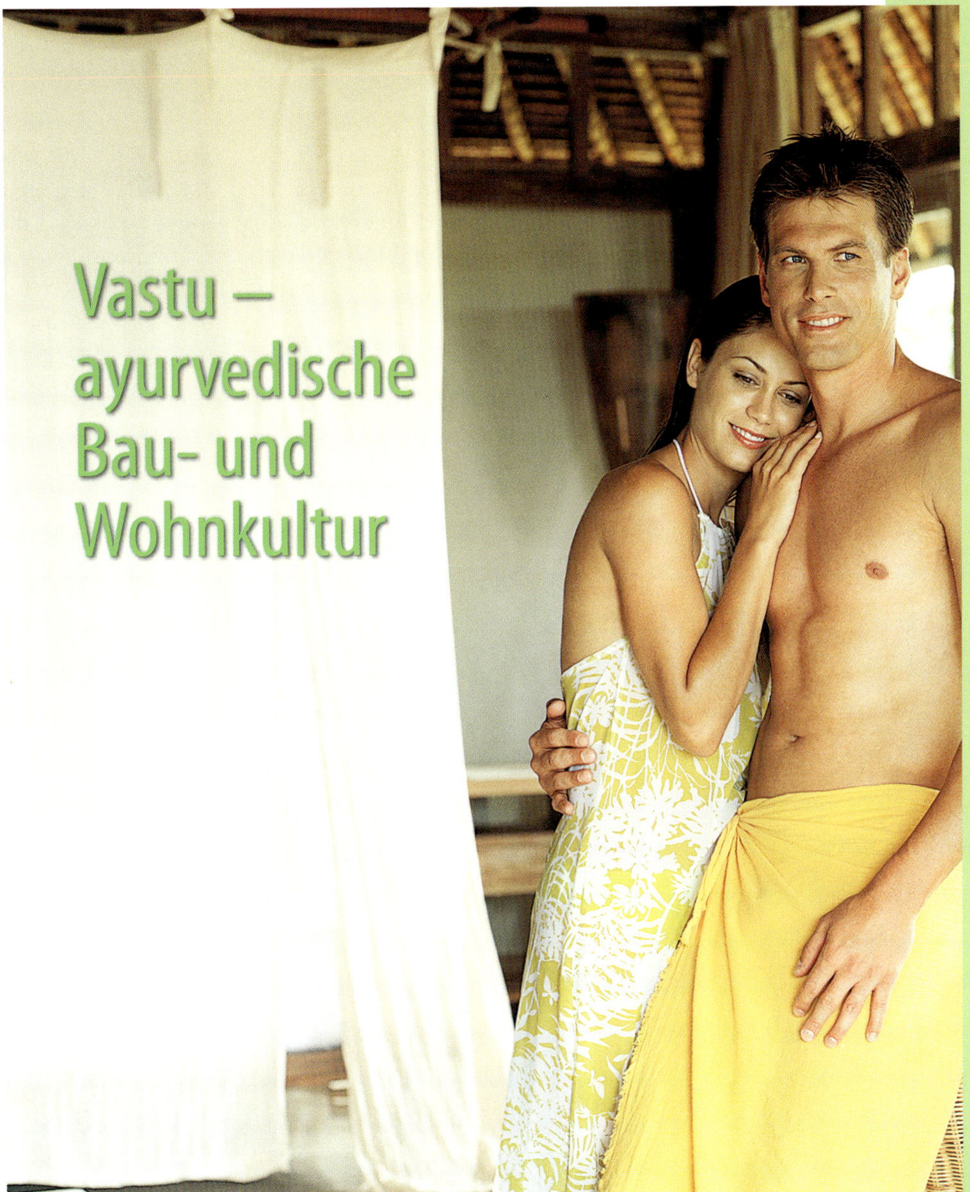

Es ist der Raum selbst, der sich in die Materie verwandelt.

Vers „Vastureva Vaastu" aus dem Sanskrit

Aus diesem Sanskrit-Vers geht sehr schön hervor, dass der Raum (Akasha) selbst so etwas wie eine feinstoffliche Eigenenergie ist, welche auf jene Objekte und Subjekte einwirkt, die sich in ihm manifestieren. Der Raum ist aus sich selbst heraus aktiv und verfügt über bestimmte Qualitäten, die sich auf das Leben der Menschen auswirken können.

Bekanntlich verstehen Ayurveda-Kundige unter dem Begriff Raum (Äther) auch den Lebensraum im Allgemeinen. Er steht für Frieden und Freiheit und erweitert unser Bewusstsein. Akasha ist auch ein Übertragungsmedium für Gefühle wie Liebe und Mitgefühl, aber auch für schmerzhafte Gefühle wie Abgetrenntsein und Leere.

Die Beschäftigung mit Ayurveda bringt es mit sich, dass neben dem faktischen Wissen, wie es in den Veden vor mehr als 5000 Jahren festgelegt wur-

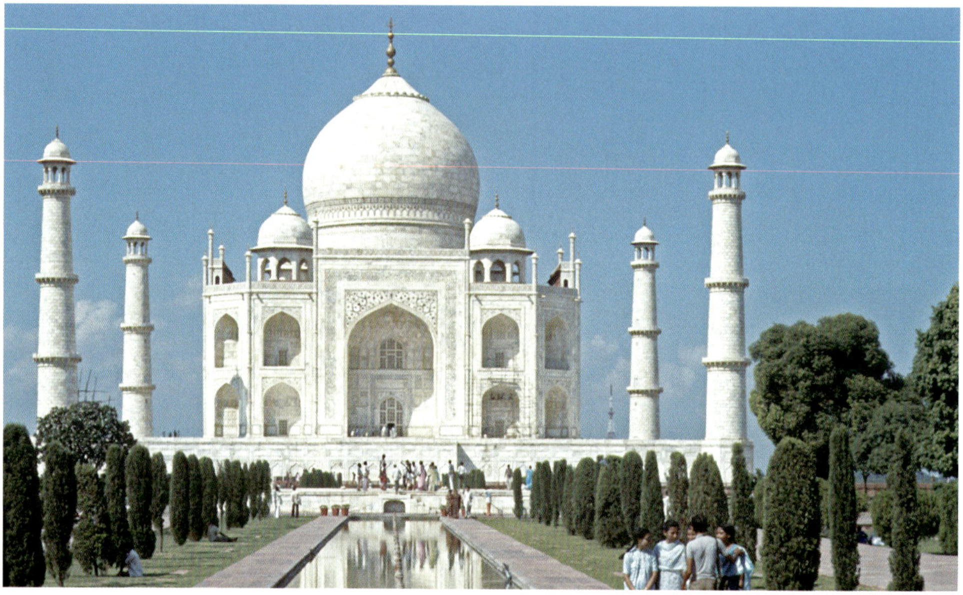

de, auch ein großer Teil feinstofflicher, nicht leicht fassbarer Erfahrungswerte für das Erkennen der ayurvedischen Wirkungsweise erforderlich ist und auch im Menschen selbst durch die Beschäftigung mit Ayurveda entwickelt wird.

Menschen befinden sich in einem Raum, der nach den Kriterien anspruchsvollster Designer gestaltet wurde, und dennoch fühlen sie sich nicht wohl. Sie können aber nicht erklären, warum das so ist. Der Raum wirkt aufgrund bestimmter Gesetze, die missachtet oder befolgt wurden, und all dies hat Auswirkungen auf das Befinden der Menschen. Ein perfekt gestalteter Raum, in dem die wichtigsten Vastu-Erkenntnisse eingehalten wurden, wirkt sich auf das allgemeine Wohlbefinden aus und führt zu einer tief greifenden Harmonisierung der Seele.

Das Taj Mahal in der Nähe von Agra gilt als Musterbeispiel einer vollendeten Architektur, die bis ins kleinste Detail den Gesetzen von Vastu folgt.

Geschichte des Taj Mahal

Das wohl berühmteste Grabmal der Welt wurde 1651 vom indischen Großmogul Shah Jahan anlässlich des Todes seiner Lieblingsfrau Mutaz Mahal erbaut, die bei der Geburt ihres 14. Kindes verstorben war. Der Prunkbau wurde aus rotem Sandstein und Marmor errichtet und gilt heute noch als eines der größten Meisterwerke indo-islamischer Kunst. Das Mausoleum verfügt über 22 Kuppeln und 40 Meter hohe Minarette an den Ecken der Umfassungsmauer. Der 18 Quadratkilometer große Garten mit seinen Zypressen und Teichen stellt eine Vision des göttlichen Paradieses auf Erden dar. Blumenmotive aus Edelsteinintarsien (Pietra Dura) zieren die Fassaden und entwickeln bei Mondlicht eine besondere Leuchtkraft.

Die Grundlagen des Vastu bewirken physisches und psychisches Wohlbehagen. Ziel ist es dabei, zwischen dem Wohnraum und dem menschlichen Körper ein harmonisches Verhältnis herzustellen. Der Bewegungsverlauf der Sonne und des Mondes sowie der Planeten werden dabei ebenfalls berücksichtigt. Auf klimatische und geologische Einflüsse wird eingegangen.

Die ältesten Erwähnungen dieser nach universellen Naturgesetzen und im Einklang mit dem Universum befindlichen Grundlagen zu einer harmonischen Baukultur findet man in den bis zu 5000 Jahre alten Vasati-Schriften

Indiens. Kaum eine andere Bautradition hat praktisch unverändert fünf Jahrtausende überdauert und findet noch heute millionenfach Anwendung. Die Erfahrungen in Indien haben gezeigt, dass es vor allem jene Gebäude sind, die Naturkatastrophen, Zerstörungen und den natürlichen Verfall überdauern, die exakt nach den Prinzipien des Vastu gebaut sind. Offenbar hat schon der berühmte römische Architekt Vitruv vor 2000 Jahren die indischen Vasati-Schriften gekannt, denn selbst die Kapiteleinteilung seines legendären Werkes „De re architectura" entspricht dem „Manasara", einer klassischen Vasati-Schrift. Durch ihn inspiriert hat dann der Florentiner Baumeister Andrea Palladio im 16. Jahrhundert die Vasati-Prinzipien in seinen weltberühmten Renaissance-Bauwerken umgesetzt. Es hat einige Jahrhunderte gedauert, bis die Ursprünge dieser europäischen Baukultur einer breiteren Öffentlichkeit bewusst wurden. Reisende haben das uralte Wissen der Veden aus Indien nach Europa gebracht, wo die Einflüsse Indiens heute noch sichtbar sind. Auch der goldene Schnitt, einer der wichtigsten Grundsätze der europäischen Bautechnik zur Darstellung von Gleichmaß und Harmonie, hat seine Entsprechungen in den Veden.
Eine nach Vastu errichtete Architektur steht in Resonanz mit der Umgebung, der Natur, dem Universum und mit den Bewohnern. In der heutigen unruhigen, stressigen Zeit ist es wichtig, sich wieder auf dieses alte Wissen zu besinnen und in die zeitgemäße Baukultur einfließen zu lassen.
Die Grundlagen einer harmonischen Resonanz-Energie spielen dabei eine wesentliche Rolle. Die Resonanz-Energie ist den feinstofflichen Einflüssen zuzurechnen, wird jedoch in der heutigen Architektur im Normalfall nicht berücksichtigt.

Wir sind ständig elektrischen, magnetischen, bioelektrischen, thermischen und auch anderen Strahlungsfeldern ausgesetzt. Wenn unsere körperlichen Schwingungen mit Wohnraumschwingungen harmonisieren, fühlen wir uns in einem Raum wohl. Es wird dadurch auch unsere Gesundheit und Lebensqualität merklich verbessert. In Räumen, die von schädlichen Strahlungen durchsetzt sind, entwickeln sich Irritationen, Frustrationen und gesundheitliche Störungen können auftreten.

Die folgenden Grundsätze, welche einen störungsfreien Raum ermöglichen sollen, werden in der ayurvedischen Architektur berücksichtigt:

- Auswahl eines Grundstückes,
- Planung eines Gebäudes (Raumeinteilung und Innenarchitektur).

Auswahl eines Grundstückes

Die idealen Grundstücke sind rechteckig oder quadratisch. Das Quadrat bildet in den Veden das zweidimensionale Ursymbol für den Raum. Wenn ein Grundstück nicht diesem erforderlichen Prinzip des rechten Winkels entspricht, kann es durch kleine Abgrenzungen (Pflanzungen oder Blumentröge) korrigiert werden.

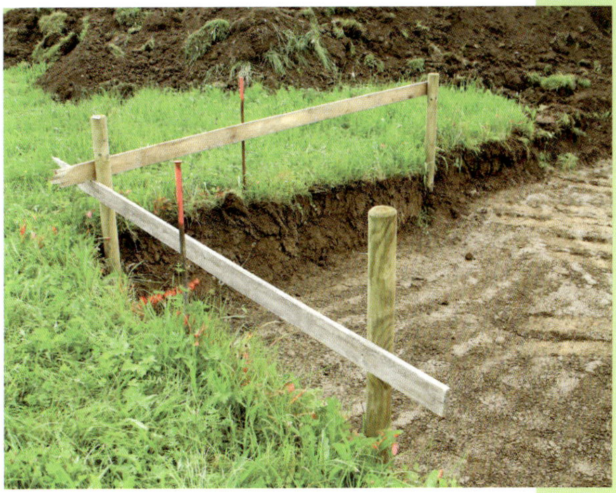

Ein Grundstück kann eben sein oder ein Gefälle haben. Grundstücke mit Gefälle haben positive Auswirkungen, wenn der West-, Südwest- oder Südbereich höher gelegen ist. Hier wirkt die morgendliche Sonne stark auf das Gebäude ein.

Der Einfall des morgendlichen Sonnenlichts von Osten ist von großer Bedeutung. Kein Berg, keine großen Bäume oder hohen Gebäude sollen im Norden, Nordosten oder Osten die Sonneneinstrahlung behindern. Ein Vers aus den Veden besagt: „Lebewesen entstehen aus Nahrung, Nahrung aus Wasser. Die Sonne verleiht dem Wasser Energie. Die Sonne ist die Quelle und die Seele des Universums."

Gebäudeplanung

Das Gebäude sollte nach den Meridianen der Erde ausgerichtet werden, d.h., die Achse eines Gebäudes soll mit den Himmelsrichtungen übereinstimmen. Nur so sind die besten Bedingungen gegeben, dass die herrschenden magnetischen und kosmischen Energiefelder die beste Wirkung auf die Bewohner haben.

Wissenschaftliche Untersuchungen haben ergeben, dass Zellen des Hypothalamus in der Mitte unseres Gehirns sensibel auf Richtungen und Orientierungen reagieren. Die Zellen entwickeln erst dann ihre größte Leistungsfähigkeit, wenn sich der Körper in seiner spezifischen, ihnen entsprechenden Richtung dreht. Die Blickrichtung beeinflusst auch die Funktionsweise des Gehirns und damit alle anderen Körperfunktionen. Das vedische System ist auch im Vastu in Richtung Osten ausgerichtet, weil die Energie der Sonne beim Aufgang am größten ist.

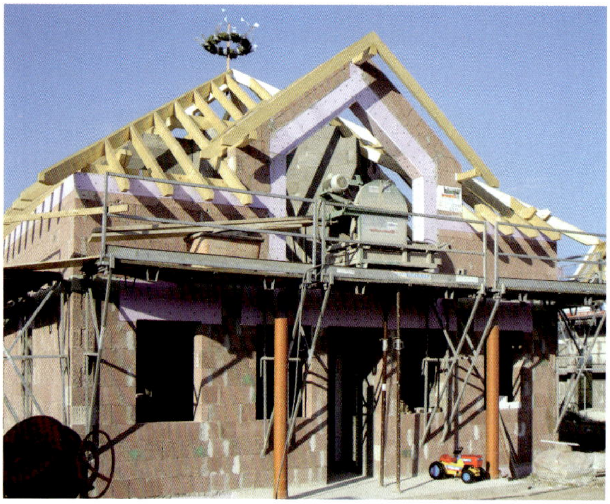

Haupteingang und Öffnung: Der Haupteingang eines Wohnhauses soll an einer guten Stelle liegen. Vor dem Haupteingang sollen kein Baum und keine Säule stehen. Dies würde den Energiefluss in das Haus behindern.

Lage der Zimmer:

- Zentraler Innenhof (Brahmastana): Genau so wie sich die menschliche DNS im Zentrum des Zellkerns befindet und die Sonne den Mittelpunkt unseres Sonnensystems bildet, sollte der Brahmastana den zentralen Ort eines Hauses einnehmen. Dazu geeignet sind zentral angeordnete Innenhöfe
- Schlafzimmer: Dem Südwesten ist das Element der Erde zugeordnet, das für Ruhe und Schwere steht.
- Küche: Dem Südosten ist das Element Feuer zugeordnet. Bestgeeigneter Platz für den Herd ist im Südosten der Küche. Der ideale Platz der Spüle ist im Nordosten der Küche (Element Wasser).
- Gebetsraum: Dem Nordosten ist das Element Wasser zugeordnet, das ist die Quelle der Kraft.
- Büro-Arbeitszimmer: Dem Südwesten oder Nordosten zugeordnet. Südwesten ist das Element der Erde, zuständig für Ruhe und Unterstützung. Nordosten ist das Element Wasser, dies ist die Quelle

für Kreativität und Energie. Die Blickrichtung beim Arbeiten sollte nach Norden oder Osten gehen.

- Gästezimmer: Dem Nordwesten ist das Element der Luft zugeordnet. Gäste bleiben nicht länger als gewollt, da sie den Prinzipien der Bewegung und des Austausches unterworfen sind.
- Wohnzimmer: Hier ist die Erdlage geeignet.

Einrichtungen: Zentrum der Sinne. Die Raummitte soll nach Möglichkeit ohne Möblierung sein. Hier ist Platz für Brahmasthan.

Schlafrichtung: In liegender Stellung ist der Körper durch seine größere Angriffsfläche vermehrt Strahlungen ausgesetzt und muss deshalb besonders geschützt werden. (Mentale) Balken- oder Deckenpfeiler sollten nicht über den liegenden oder sitzenden Bewohnern verlaufen. Für einen erholsamen Schlaf sollten die Betten in nordsüdliche Richtung aufgestellt werden, damit der Kopf nach Süden schaut. Eine Ausrichtung in Richtung Ost-West ist auch gut. Die Mitte eines Hauses oder eines Zimmers ist zum Schlafen nicht geeignet.

Zeremonien

Die drei wichtigen Zeremonien während eines Hausbaues sind:

- Bei Baubeginn die Grundsteinlegung.
- Der Einbau der Türrahmen und des Haupteingangs.
- Hauseinweihung.

Jede Zeremonie soll zu einem Glück verheißenden Zeitpunkt beginnen und dient auch zur Bewusstwerdung und Aneignung des Vorhabens.

Äther oder Raum (Akasha) ist die Quelle alles Sicht- und Hörbaren. Das Element Raum ist im Zentrum des Gebäudes eingesetzt. Hier herrscht die höchste Energie. Dieses Zentrum wird Demastan genannt.

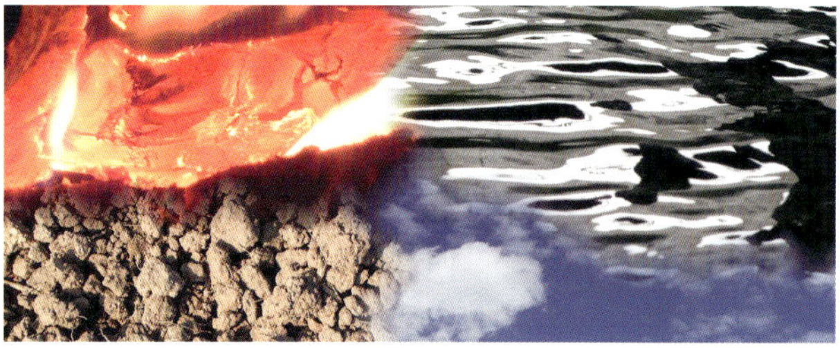

Die anderen vier Elemente Luft, Wasser, Feuer und Erde sollen in einem Gebäude den Ecken zugeordnet werden. Jeder Bereich hat, je nach den Elementen, entsprechende Qualitäten und wird unterschiedlich genutzt.

Ein Gebäude kann mit dem menschlichen Körper verglichen werden. Es hat einen Sockel (Fuß), die Wände (Körper), das Dach (Kopf) und den Giebel (Schopf).

Im Unterschied zu einem Haus kann der Mensch seine Position verändern. Ein einmal fertig gestelltes Haus bleibt dort, wo es hingestellt wurde. Daher sind die Grundstückswahl, die Ausrichtung nach den Himmelsrichtungen und eine energetisch richtige Planung von besonderer Bedeutung.

Nach den Veden gibt es eine direkte kausale Verbindung zwischen Arzt und Architekt. Beide erhalten durch ihre Tätigkeit die Gesundheit des Menschen und errichten die geeigneten Rahmenbedingungen für die positive Entwicklung von Lebensenergie, die zur Verbesserung der Gesundheit führt.

Praxiseinrichtung nach Vastu-Prinzip

Ein Therapiezentrum sollte nach dem Vastu-Prinzip eingerichtet werden. Solange das Immunsystem intakt ist, kann der negative Einfluss abgewendet werden. Beim kranken Menschen kann jeder kleine Umwelteinfluss das Leben weiter gefährden.

- Nordosten: Empfang, Konferenz, Meditation und Physiotherapieräume.
- Südosten: Küche, Heizung, Zubereitung der Medikamente.
- Südwesten: Chefarzt, Studierzimmer.
- Westen: Physiotherapie, Operationssaal.

Der Patient soll während der Behandlungen in nordsüdlicher Richtung mit dem Kopf nach Süden liegen. Der Kopf ist der Norden unseres Körpers und der Gegenpol zum Süden. Die Kopf-Energie wird dadurch geschützt.

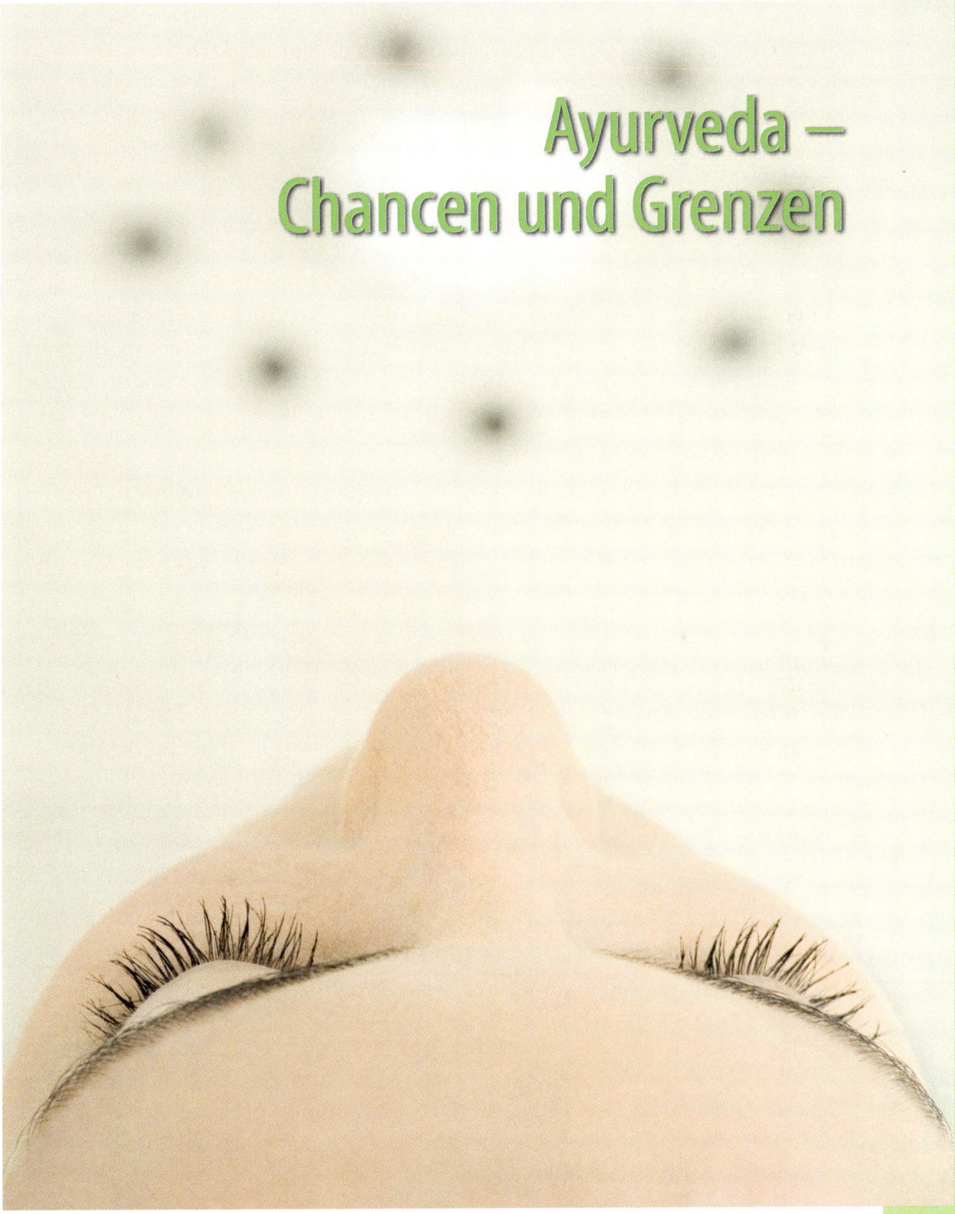
Ayurveda –
Chancen und Grenzen

> *„Ein Mensch wird gesund genannt, dessen Physiologie im Gleichgewicht ist, dessen Verdauung und Stoffwechsel gut arbeitet, dessen Gewebe und Ausscheidungsfunktionen normal funktionieren und dessen Seele, Geist und Sinne sich im Zustand dauerhaften, inneren Glücks befinden."*
>
> Sushruta Samhita, Sutrasthana XV.41, ca. 1. Jahrhundert

Mit ähnlichen Worten formulierte dies die WHO (Weltgesundheitsorganisation) bereits vor mehr als 50 Jahren und betonte damit auch ihr ganzheitliches Gesundheitsverständnis: „Gesundheit ist ein Zustand vollständigen körperlichen, psychischen und sozialen Wohlbefindens und nicht nur das Freisein von Beschwerden und Krankheit."

Neuere medizinische Forschung sieht den Menschen als eine Art nach außen hin offenes System, dessen Teile in wechselseitiger Beziehung zueinander und zur Gesamtheit der Außenwelt stehen. Die eigene Person, als Einheit von Körper, Seele und Geist, steht in unmittelbarer Wechselbeziehung zur sozialen und natürlichen Umwelt.

Zwei theoretische Ansätze sind in diesem Zusammenhang wesentlich:

- **Holistischer Ansatz**: Hier wird die Auffassung vertreten, dass die Eigenschaften des Ganzen mehr sind als die Summe ihrer Einzelteile. Die Gesamtheit Mensch lässt sich also nicht über seine Einzelteile erklären, es müssen zur Beschreibung komplexe Systeme herangezogen werden. Der Mensch ist ein psycho-soziales Wesen, das sich auch durch Umwelt, Geist, Spiritualität und kosmische Energien sowie entwicklungsspezifische Variablen definiert.
- **Pragmatischer Ansatz**: Hier werden verschiedene Problembereiche miteinander verknüpft, bei gleichzeitiger Vermeidung der Betonung einzelner Aspekte. Als Ziel ist „die umfassende Berücksichtigung aller Aspekte des Krankseins unter Beachtung der Lebensbedingungen des Patienten, seiner Vorstellung von Krankheit und Gesundheit sowie seiner Wünsche, am Behandlungsprozess teilzunehmen oder sich in ihm passiv zu verhalten", zu sehen. Der pragmatische Ansatz hat im Mittelpunkt seines Systems den kranken Patienten.

In den 60er und 70er Jahren des letzten Jahrhunderts kehrte die Ganzheitlichkeit in die Philosophie und Wissenschaft zurück. Auch aufgrund einer gewissen resignativen Haltung gegenüber dem Gedankengut der Aufklärung, in welchem die vollständige und kognitive Erklärung des Phänomens Mensch in den Mittelpunkt der Erwartungshaltungen gestellt wurde. Die bequemere Haltung, den Menschen als vernünftiges, besser gesagt als ein von vernunftbestimmten Gesetzen handelndes Wesen zu erklären, ging nicht auf. Denker wie Friedrich Nietzsche haben dem appollinischen Teil des Menschen eine dionysische Seite entgegengestellt. Arthur Schopenhauer öffnete am Beginn des 19. Jahrhundert einer erstaunten Leserschaft die Weite der indischen Gedankenwelt. Zwei Weltkriege mussten überstanden werden, bis eine neue Generation das Prinzip der Ganzheitlichkeit wieder aufnahm. New-Age-Bewegung und die Welt der Hippies zeigten in den 1960er und 1970er Jahren auf, dass die Erklärungssysteme in eine Sackgasse geraten waren und dass eine neue (alte) Spiritualität, in der eine philosophisch begründete Technikkritik, gemeinsam mit einer fundamentalen Umweltbewegung, geeignet erscheint, das Menschsein neu und damit ganzheitlicher zu definieren. Eine durch den Vietnamkrieg traumatisierte Generation lehnte es ab, die untauglichen Denkmuster der älteren Generation zu übernehmen. In Europa bildete die „neue Linke" ein Gegengewicht zum Establishment. Zum Feindbild geriet die zentralisierte Autorität eines fortgeschrittenen kapitalistischen ‚militärisch-industriellen Komplexes'. Der Mensch und seine Rolle in der Gesellschaft wurden grundsätzlichen Überprüfungen unterzogen. Der Mensch in seiner ganzen Komplexität verlangte nach neuen Definitionen.

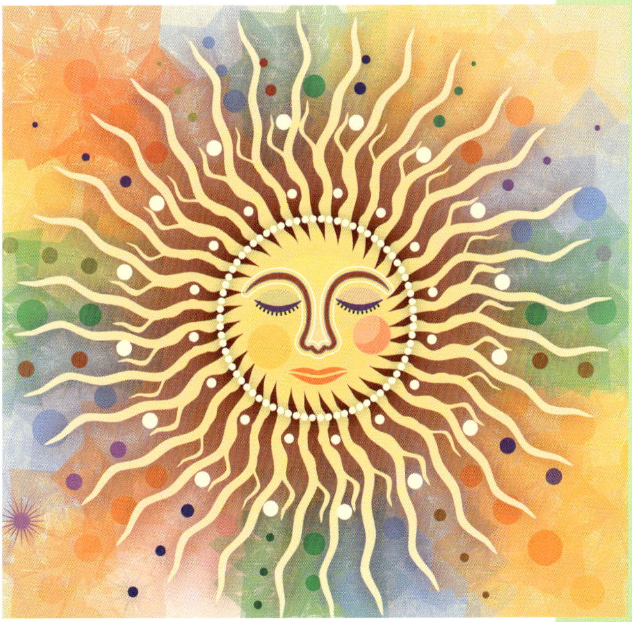

Psychosomatische Medizin	Sie ist das medizinische Gegenstück zur Psychotherapie, somit ist die Kommunikation hier noch einmal zentraler als in der Psychiatrie. In ihr stehen Diagnostik und Behandlung von Patienten mit psychosomatischen Beschwerden, neurotischen Störungen oder Persönlichkeitsstörungen im Mittelpunkt.
Verstehende Psychologie	Dies ist ein Fachbegriff, mit dem Verstehen zur spezifischen Methode in der Psychologie und Psychopathologie erhoben wird. Nicht nur das Verstehen kausaler Zusammenhänge, vielmehr auch das Erfassen von Sinnzusammenhängen ist damit Teil der Behandlungsmethode, womit auch die rein naturwissenschaftliche Betrachtungsweise überschritten wird.
Analytische Psychologie nach Jung	Sie ist ein Verfahren auf psychologischer und ganzheitlich-spiritueller Grundlage, das sowohl gesprächsorientiert als auch darstellend-kreativ ist. Ein wesentliches Anliegen Carl Gustav Jungs ist die ganzheitliche Erfassung des Menschen. Termini wie Bewusstseinserweiterung, Selbstverwirklichung, Entfaltung aller Fähigkeiten und Anlagen, die im Menschen vorhanden sind, Ganzwerdung oder Sinnfindung, spielen in der analytischen Psychologie eine wesentliche Rolle. Daneben sind starke Einflüsse durch die mittelalterliche Mystik, die Alchemie, die Philosophie der Romantik, durch das Christentum und durch östliche Philosophien bemerkbar.

Die Reihe der verschiedenen Versuche, die Grenzen des europäisch-abendländischen Denkens zu überwinden, um die Ganzheitlichkeit des Menschen zu erfassen, lässt sich beliebig fortsetzen. Ein so deutlicher Bruch, wie er durch das gesamte 18. Jahrhundert in unseren Breiten zu erkennen ist, wird sich in der Menschenkunde Ayurveda, der wohl ältesten Heilkunde der Menschheit, wohl kaum nachweisen lassen. In den Grundsätzen hat sich seit ihrer Entstehung vor mehr als 5000 Jahren nichts verändert.

Ayurveda hat für unsere Gegenwart eine wichtige Bedeutung und hat seit seiner Entstehung nichts an Aktualität verloren.

Ayurveda eröffnet uns das Wissen vom langen Leben. Diese Heilkunde erzählt eine Geschichte mit vielen Anfängen, die kein Ende haben wird, uns aber unendlich viele Möglichkeiten, sowohl im Zugang als auch in der Anwendung eröffnet.

Ayurvedische Diagnose

„Ein Arzt, der nicht mit der Fackel seines Wissens und seiner Vernunft in das innerste Wesen des Patienten eindringt, um alle Fakten herauszufinden, ist nicht in der Lage, Krankheiten zu behandeln."

Caraka Samhita, Nidanasthana IV.12

In der ayurvedischen Diagnose wird der Patient immer als ein Ganzes betrachtet. Der Arzt zeichnet sorgfältig die physiologischen und psychischen Eigenschaften des Patienten auf. Weiters werden auch Körpergewebe des Patienten, in denen die Krankheiten lokalisiert sind, Immunstärke des Patienten, Essgewohnheiten und Verdauungskräfte sowie soziale und ökonomische Faktoren berücksichtigt.

Die klassischen Untersuchungsmethoden bei der Ayurveda-Medizin beschränken sich auf die Anamnese und den Einsatz der fünf Sinne (Sehen, Hören, Schmecken, Riechen und Tasten). Heutzutage werden allerdings auch moderne Verfahren zur Ergänzung der Diagnose und zum Risikoausschluss hinzugezogen, um das stets bestehende Risiko einer Fehldiagnose zu minimieren.

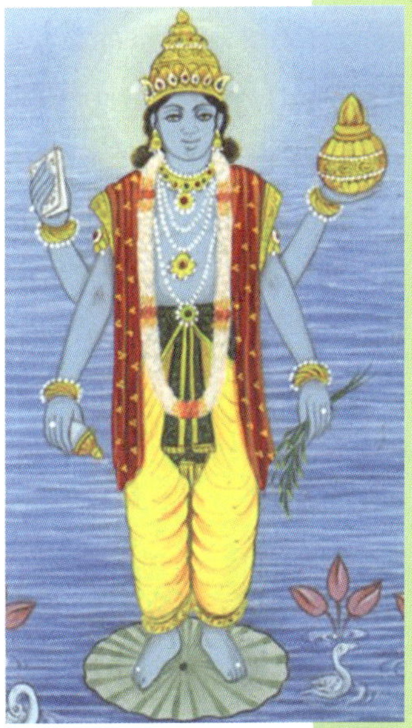

Dwanwanthari – Ayurveda-Gott

Ayurvedische Therapie

„Allein die Behandlung, die der Gesundheit dient, ist die richtige Behandlung und der beste Arzt derjenige, welcher von Krankheit befreit".

Caraka Samhita

Die Therapiemöglichkeiten der ayurvedischen Medizin erstrecken sich vorwiegend auf chronische und funktionelle Erkrankungen. Frühe und mittlere Stadien können meist durch die ayurvedische Therapie allein positiv beeinflusst werden. In akuten und fortgeschrittenen Krankheitszuständen kann auf eine schulmedizinische Basistherapie meist nicht verzichtet werden.

Die Behandlung der Krankheit besteht darin, Faktoren, die das Gleichgewicht der Körperstruktur oder eines ihrer Bestandteile gefährden, zu vermeiden oder zu minimieren. Der Weg dazu führt über die Anwendung von Ausleitungsverfahren, Manualtherapie, Verwendung von Heilkräutern, entsprechenden Diäten und Kuren, die die Balance wiederherstellen, um den Körper zu stärken und ein zukünftiges Auftreten von Krankheiten auszuschließen.

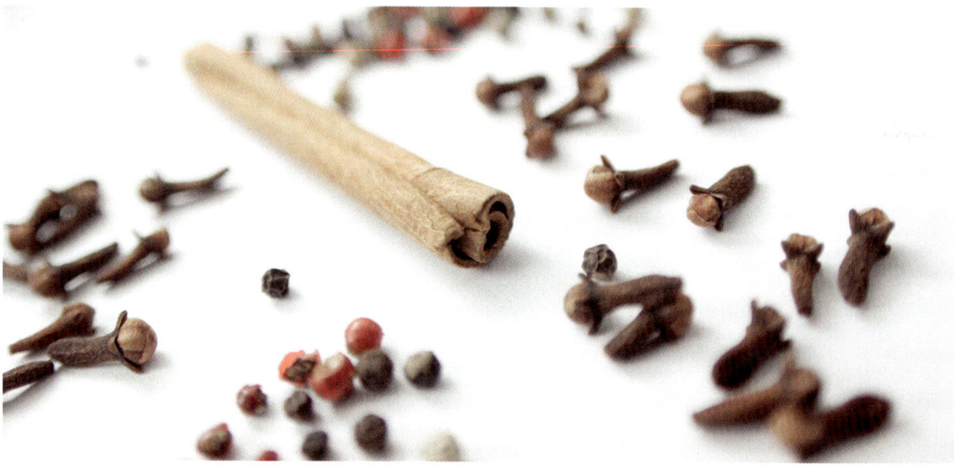

Vier Dinge sind aus Sicht des Ayurveda für einen Behandlungserfolg essentiell:

1. **Der Arzt**: Er sollte über ein großes Maß an praktischem und theoretischem Wissen verfügen, rein und verständnisvoll sein.
2. **Medikamente und Ernährung**: Medikamente und Nahrungsmittel sollten stets die höchstmögliche Qualität besitzen, ein breites Anwendungsspektrum haben, nach festgelegten und überprüften Prozeduren gefertigt worden sein und in ausreichender Menge zur Verfügung stehen.
3. **Das Pflegepersonal**: Schwestern und Pfleger sollten eine gute Ausbildung, Mitgefühl und Verständnisfähigkeiten besitzen, gepflegt sein und ihren Beruf sauber und sorgfältig ausüben.
4. **Der Patient**: Er sollte sich um Kooperation mit dem Behandlungsteam bemühen, die Anordnungen des Arztes befolgen und nach Möglichkeit in der Lage sein, seine Beschwerden und Bedürfnisse adäquat zu beschreiben.

Schwerpunkte in Ayurveda sind

- Präventivmedizin,
- Behandlung bei chronischen Erkrankungen,
- Behandlung bei psychosomatischen Erkrankungen.

Das ayurvedische Behandlungsspektrum

- **Gastrointestinale Erkrankungen:** Entzündung der Mundschleimhaut, dyspeptische Beschwerden (Verdauungsbeschwerden), Reizmagen, Refluxerkrankungen (Rückfluss von Magensäure), chronische Gastritis, Obstipation (Verstopfung), Diarrhö (Durchfall), Fettleber, chronische Hepatitis, chronische Darmentzündungen (Morbus Crohn, Colitis ulcerosa) und Darmmykosen (Pilzerkrankungen).
- **Respiratorische Erkrankungen:** Allergische und chronische Rhinitis (Entzündungen der Nasenschleimhaut) und Sinusitis (Entzündungen der Nasennebenhöhlen), Asthma bronchiale und chronische Bronchitis.

- **Kardiovaskuläre Erkrankungen:** Hyper- und Hypotonie (hoher und niederer Blutdruck) unterschiedlicher Ursachen, funktionelle Herz-Rhythmusstörungen.
- **Urogenitale Erkrankungen:** entzündliche Erkrankungen der ableitenden Harnwege und benigne Prostatahypertrophie (Vergrößerung der Prostata).
- **Gynäkologische Erkrankungen:** Mensis-Unregelmäßigkeiten, prämenstruelles Syndrom, Dys-/Hypo-/Hypermenorrhö und klimakterische Beschwerden.
- **Dermatologische Erkrankungen:** Akne vulgaris, seborrhoisches Ekzem und Psoriasis.
- **Hormonelle Erkrankungen:** hypo- und hyperthyreotische Zustände.
- **Stoffwechselerkrankungen:** Übergewicht, Metabolisches Syndrom, Lipidstoffwechselstörungen (Fettstoffwechselstörungen), Hypercholesterinämie (hoher Cholsterinspiegel) und Hyperlipoproteinämien (erhöhte Konzentration des Cholesterins, der Triglyceride und der Lipoproteine), milde Formen der Hyperglukosämie und Komplikationen des Diabetes mellitus Typ 2 (Zuckererkrankung).
- **Rheumatische Erkrankungen:** degenerative Erkrankungen (Arthrose, Osteochondrose, Osteoporose), entzündliche Erkrankungen, Weichteilrheumatismus, Kollagenosen (Bindegewebserkrankungen), Fibromyalgie (chronische nicht entzündliche Schmerzerkrankung) und Morbus Bechterew.

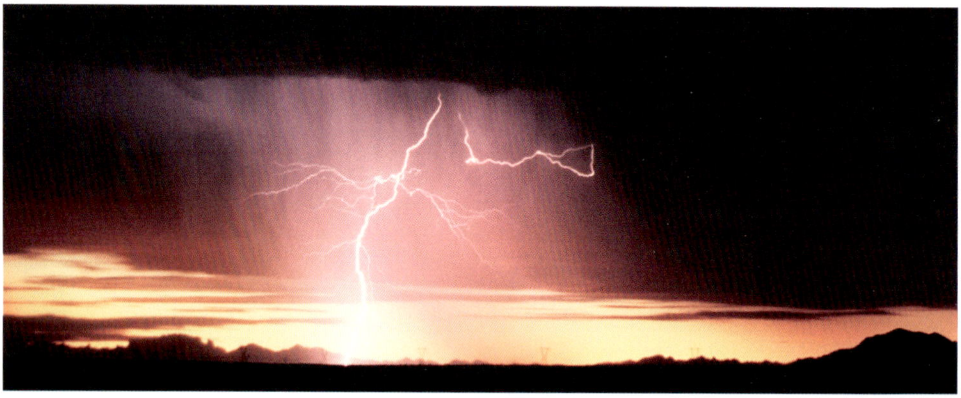

- **Tumorerkrankungen:** adjuvante Therapie und palliative Betreuung postoperativ, naturheilkundliche Begleitung von Chemo- und Radiotherapien.
- **Psychosomatische Erkrankungen:** unkontrollierbare Stress-Reaktions-Prozesse, Angstneurosen, Essstörungen, funktionelle Schlafstörungen, Herz-Kreislauf, Magen-Darm-Trakt, Urogenitaltrakt und vasomotorische Kopfschmerzen.

Ayurveda in Indien

Ayurveda ist in Indien, Nepal, Sri Lanka, Mauritius, Bangladesh, Pakistan, Indonesien, Malaysia, Singapur und auf den Malediven weit verbreitet.

Obwohl die ayurvedische Medizin in Indien seit Jahrtausenden praktiziert wird, ist dieses System in vielerlei Hinsicht in seinen Ansätzen modern.

Neben der Schulmedizin ist Ayurveda eines der größten Medizin-Systeme in Indien mit einem umfassenden Netzwerk aus Ärzten, Krankenhäusern und Pharmazien.

Es existieren in Indien 196 Ayurveda-Colleges und 49 postgraduale Ausbildungscolleges.

In Indien gibt es derzeit ca. 370.000 praktizierende Ayurveda-Ärzte, 2.189 ayurvedische Krankenhäuser und 14.252 Pharmazien.

Die Ayurveda-Ausbildung in Indien ist gesetzlich geregelt. Es gibt verschiedene Ausbildungsmöglichkeiten wie Ayurveda-Therapeut, Ayurveda-Ernährungsberater und Ayurveda-Pharmazeut. Die Ausbildung dauert 1000 Stunden, davon 600 Stunden Theorie und 400 Stunden Praktikum.

Um ein Ayuveda-Arzt zu werden, benötigt man ein neunsemestriges Studium an der Universität. Nach dem erfolgreichen Studienabschluss und einer einjährigen Turnusausbildung erhält man den Titel BAMS (*Bakkalaureat* für ayurvedische Medizin und Chirurgie). Man kann dann als Ayurveda-Arzt in Indien praktizieren.

Die Ayurveda-Facharztausbildung dauert weitere drei Jahre, man erlangt den Titel M.D. Ayurveda. Nach der wissenschaftlichen Arbeit und Publikationen erhält man den Titel PhD Ayurveda.

Mary Mathew, Dr. Sebastian Mathew, Dr. Günter Schmidauer, Staatssekretärin Mdm. Jalal, Prof. Dr. G.S. Lavekar (von links)

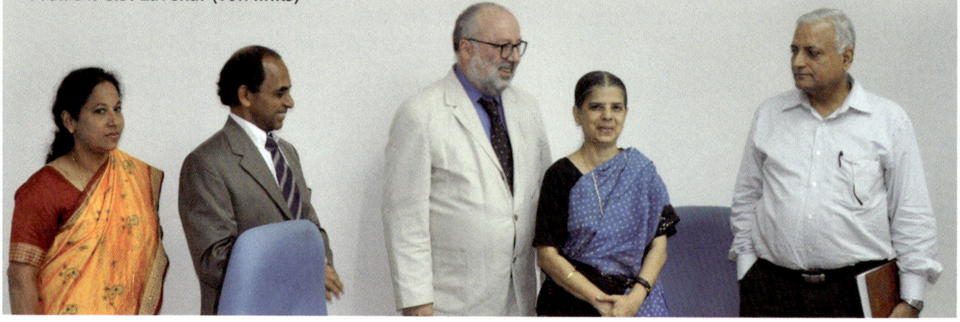

Ayurveda ist in Indien in zahlreichen nationalen Gesundheitsprogrammen integriert. In den letzten Jahren wurden sehr viele wissenschaftliche Arbeiten über die therapeutische Wirksamkeit der ayurvedischen Behandlungsmethoden, besonders über Kräuterheilkunde, publiziert.

An vielen Institutionen wird nach den Regeln der modernen Wissenschaft systematische Forschung betrieben, um die Wirksamkeit ayurvedischer Interventionen nachhaltig unter Beweis zu stellen. Vor allem bei der Behandlung chronischer Erkrankungen gibt es Hinweise auf die therapeutische Wirksamkeit ayurvedischer Therapien.

Das Central Council for Research in Ayurveda and Siddha (CCRAS) ist eine Regierungsinstitution und unterstützt systematische Forschung im Ayurveda. Unter Leitung des CCRAS wird mittlerweile an zehn zentralen und 26 regionalen Standorten ayurvedische Forschung betrieben.

Auch die Produktion der ayurvedischen Medikamente erfolgt nach festgelegten Herstellungsverfahren und pharmakologischen Standards, entsprechend auch die Medikamentenherstellung und der -vertrieb. Diese werden ebenfalls durch die indischen Gesundheitsbehörden lizenziert (GMP-Zertifikat).

Es wird immer kritisiert, dass ayurvedische Produkte Schwermetalle enthalten. Seit 1. Januar 2006 ist es in Indien gesetzlich geregelt, dass alle Ayurveda-Produkte, die exportiert werden, auf Pestizide, Bakterien und Schwermetallrückstände geprüft werden. Die Exportfirmen, die GMP- und ISO-Zertifikate besitzen, garantieren für die Qualitätssiegel und Herstellungsverfahren der Produkte.

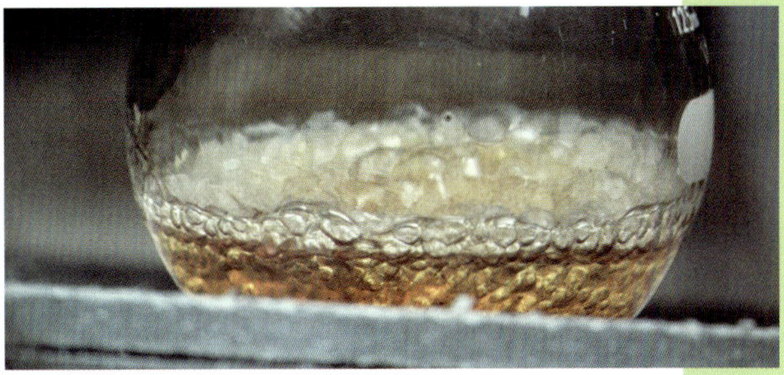

Neben pflanzlichen Substanzen werden auch Schwermetalle und Mineralien bei den ayurvedischen Behandlungen angewendet. Sie werden durch komplexe Entgiftungsverfahren von ihrer Toxizität befreit. Diese Verfahren können mehrere Wochen bis Monate dauern.

Diese entgifteten Schwermetalle werden bei vielen chronischen Krankheiten wirkungsvoll angewendet. Die Einnahme sollte jedoch nur unter Aufsicht eines Ayurveda-Arztes erfolgen.

Internationale Ausbildung und Globalisierung

Die ayurvedische Medizin wird mittlerweile weltweit praktiziert und findet immer mehr Anklang bei Patienten und Ärzten. In Südafrika, Nepal, Mauritius, Sri Lanka, Malaysia und Westindien wurde die Ayurveda-Medizin bereits anerkannt.

Es gibt in vielen Ländern unterschiedliche Ausbildungsprogramme. Das Ausbildungsschema ist nicht genau geregelt. Die indische Regierung bemüht sich daher, die Ayurveda-Ausbildungen im Ausland mit einem einheitlichen Ausbildungsschema zu vereinheitlichen, welches bereits vom indischen Gesundheitsministerium ausgearbeitet wird.

Ausbildung in Österreich

Ärzte: Ayurveda ist eine Ergänzung zu schulmedizinischen Behandlungen, die im Laufe der letzten Jahre eine Reihe von Anhängern unter den Schulmedizinern gefunden hat und in der medizinischen Praxis in allen Fachbereichen gut integrierbar ist. Die Behandlungen können ambulant oder stationär durchgeführt werden und sind gut verträglich.

Berührungsängste zwischen traditioneller Schulmedizin und Ayurveda sollte es aufgrund zahlreicher Informationsinitiativen nicht mehr geben. Vielmehr ist das Verbindende zu finden und der europäische Mediziner wird im ayurvedischen Wissen die ergänzende Komponente zu seiner Tätigkeit erkennen.

Ayurveda-Medizin ist kein fremdartiges, „exotisches" System, das in einer bestimmten indischen Region entstand, regional begrenzt und exklusiv auf die Konstitution der dort lebenden Menschen bezogen ist, denn das Wissen um die Grundstrukturen der menschlichen Existenz ist und bleibt überregional.

In den letzten Jahren stieg die Nachfrage bei österreichischen Ärzten nach einer ayurvedischen Ausbildung. Aus diesem Grund wurde eine zweijährige postgraduale Ausbildung in Ayurveda in Zusammenarbeit mit der Ganzheitsmedizinischen Akademie in Wien (GAMED) begründet. Diese Ausbildung ermöglicht den österreichischen Ärzten, die ayurvedische Medizin in ihre Praxis zu integrieren. Derzeit sind 40 Ärzte in Ausbildung, einige haben sie bereits abgeschlossen. (www.goeng.at)

Krankenpflegeberufe (Guk-wv, BGB1 II, Nr. 453/2006): Eine zweieinhalbjährige Ausbildung als komplementäre Pflege (Empfehlungen des Bundesministeriums für Gesundheit) ist dafür erforderlich.

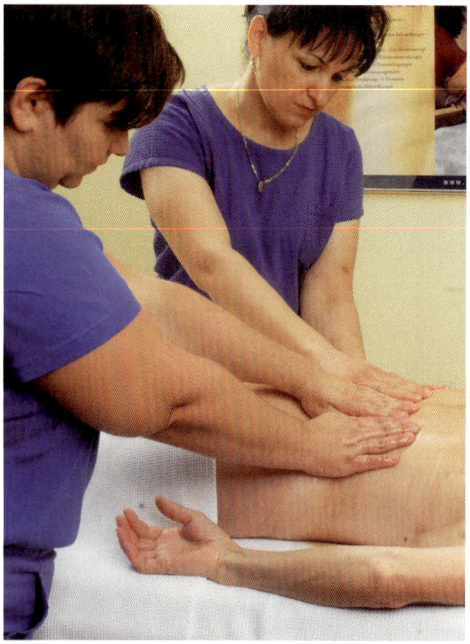

Gewerbe der Ayurvedischen Massage: Vorgesehen ist eine dreijährige Ausbildung (Bundesministerium für Wirtschaft BGBl I, Nr. 68/2008).

In Österreich sind ayurvedische Massageausbildungen (mit Erlangen eines Gewerbescheines) und die Ayurveda-Diplomfortbildungen für Krankenpflegepersonal bereits von den österreichischen Gesundheitsbehörden anerkannt.

www.shiatsu-austria.at

Ayurveda-Behandlungsmöglichkeiten in westlichen Krankenhäusern

In den letzten Jahren wurden in einigen Krankenhäusern in Deutschland bereits ayurvedische Behandlungen eingeführt. Ayurveda ist in verschiedenen Abteilungen anwendbar, z.B. in der Chirurgie, Geriatrie, Onkologie, Rheumatologie und Orthopädie.

Ayurveda in der Chirurgie

Salya Tantra oder die Technik der Operation ist einer der acht Ayurveda-Zweige. Die Ayurveda-Medizin besteht nicht nur in der Verabreichung von Kräutern, sondern sie kennt auch chirurgische Methoden. Der berühmte indische Ayurveda-Chirurg Susruta (um 350 n. Chr.) hat in seinem Buch „Susruta samhita" viele Operationsarten und auch 121 Operationsinstrumente beschrieben.

Eine dieser Operationsmethoden, „Kshar sutra", hat in den letzten Jahren weltweit Anerkennung gefunden. Es handelt sich dabei um die Anwendung von alkalisierten Fäden, die mit speziellen Kräutern angereichert werden. An der koloproktologischen Abteilung des Toyama-Universitätsspitals in Japan wurde eine umfangreiche Studie mit 1.101 Fisteloperationen durchgeführt. Bei dieser Methode wird der alkalisierte Operationsfaden durch die Fistel gezogen und bleibt dort liegen. Die Kräuter bewirken eine spontane Heilung der Fistel. Der Eingriff kann ambulant durchgeführt werden. Die Rückfallsrate ist geringer und die gefürchtete Stuhlinkontinenz wird bei dieser Methode ausgeschlossen. Diese Kshar-sutra-Methode wird auch bei Steißbeinfistel (Sinus pilonidalis) in der Gesäßfalte erfolgreich eingesetzt.

In Europa ist die Methode trotz der internationalen Erfolge noch nicht weit verbreitet, lediglich in London und in Klagenfurt (Dr. Mathew) kommt sie derzeit zur Anwendung.

Ayurveda in der Onkologie

Ayurvedische Ergänzungsbehandlungen sind bei onkologischen Patienten

- sanfte Entschlackungen,
- ayurvedische Ernährung,

- Vor- und Nachbehandlung mit Ghee, um die Nebenwirkungen der Chemotherapie und Bestrahlungen zu lindern,
- Anwendung der ayurvedischen Kräuter.

Ayurveda in der Rheumatologie

Hier ist neben der ayurvedischen Physiotherapie vor allem die Anwendung von Heilkräutern zu nennen.

Ayurveda in der Orthopädie

Ayurvedische, präoperative und postoperative physiotherapeutische Anwendungen wie Massagen und verschiedene lokale Anwendungen können hier zielführend zum Einsatz kommen.

Ayurveda in der Geriatrie

- Manuelle Behandlungen, verschiedene Massagen.
- Sanfte Magen-Darm-Reinigungsbehandlungen.
- Anwendungen von regenerierenden Heilkräutern.
- Angemessene Ernährung nach ayurvedischen Richtlinien.
- Bewegungstherapie-Yoga-Atemübungen-Meditation.

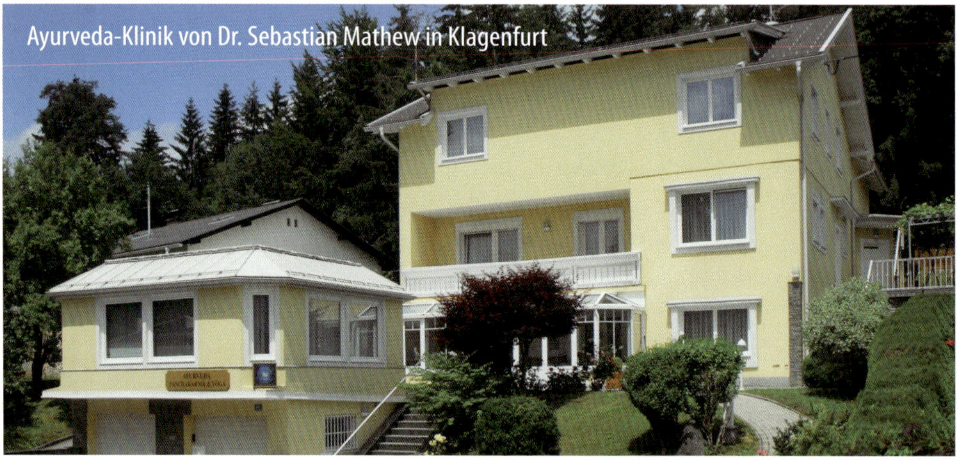
Ayurveda-Klinik von Dr. Sebastian Mathew in Klagenfurt

Ayurveda und die Schulmedizin

Die Frage, die sich nun stellt, ist, ob die europäische Schulmedizin zusammen mit Ayurveda für die Menschen von Nutzen und aus finanzieller Sicht attraktiv ist.

Als schulmedizinischer Chirurg betreibt Dr. Mathew seit zehn Jahren eine ayurvedische Klinik. Von den von mir betreuten Patienten sind 70 bis 80 Prozent am Ayurveda-Teilbereich Wellness interessiert. Sie suchen die Entspannung. Die restlichen 20 bis 30 Prozent kommen in die Klink, da sie an einer schweren Krankheit leiden und weil man ihnen aus schulmedizinischer Sicht keinerlei Behandlung mehr anbieten kann. Der größtmögliche Erfolg ist sicherlich durch ein Zusammenspiel der beiden Heilkunden zu erzielen.

Um Ayurveda in die westliche Schulmedizin zu integrieren, ist die „Evidence-Basis" erforderlich. EBM basiert auf externer Evidenz (Forschungsergebnisse) und individueller klinischer Erfahrung. Das aktuelle Problem der Ayurveda-Medizin ist, dass ohne die „Evidence Basis" Ayurveda als veraltet bezeichnet wird. Der klinisch-individuelle Aspekt ist bei Ayurveda stark vertreten, jedoch fehlen viele Aspekte der externen Evidenz (Forschungsergebnisse, wissenschaftliche Arbeiten). Um dies zu verwirklichen und um die Integration Ayurvedas in die Schulmedizin zu fördern, sind wissenschaftliche Arbeiten und Forschungen erforderlich.

Ayurveda braucht mit ihrer Diagnostik, ihren Therapiemethoden und Arzneimitteln einen Vergleich mit der Schulmedizin nicht zu scheuen. Ayurveda soll und kann sich auch auf wissenschaftlich hohem Niveau mit den westlichen Erkenntnissen messen.

Durch die Integration Ayurvedas in die westliche Schulmedizin ist es möglich, den verloren gegangen ganzheitlichen Teil der Medizin mit seinem philosophisch-ethischen Hintergrund in die moderne Medizin zu integrieren.

Jeder Mensch hat das Bedürfnis, glücklich und lange zu leben und die Beeinträchtigungen durch das Alter so gering wie möglich zu halten. Um dies zu gewährleisten, verwendet die westliche Welt neueste Technologien und pharmazeutische Produkte. Diese Entwicklung entfremdet Menschen mehr und mehr von der Natur und verursacht Krankheiten.

Ayurveda lehrt uns, dass wir ein Bestandteil der Natur sind und uns keinesfalls von der Natur entfremden sollen. Der philosophische Teil des Ayurveda (Dinacarya, Ritucarya und Sadvitta) und der medizinische Teil (Panchakarma, Rasayana und Vajikarana) helfen uns, dieses Ziel zu verwirklichen und zu einem harmonischen Leben mit der Natur zurückzukehren.

Zum Wohle der Menschheit muss es statt „entweder – oder" „sowohl als auch" heißen. Schulmedizin und Ayurveda ergänzen sich. Der Gewinner ist immer der Mensch.

Weiterführende Literatur

Chopra, Deepak: Grundlagen der Ayurveda Medizin. Eltville 2004

Gerson, Scott: Ayurveda: Eine Einführung in die indische Gesundheitslehre. Frankfurt am Main 1996

Frühmann, Ernst; Frühmann, Waltraud: Ayurveda: Indischer Weg zur Hamonie. Wien, Leoben 2005

Rhyner, Hans: Gesund, jung und lebensfroh mit Ayurveda. Das sanfte medizinische

Konzept. München 1992

Government of India, Ministry of Health and Family Welfare, Department of Indian Systems of Medicine and Homoeopathy, The Controller of Publications Civil

Lines: The Ayurvedic Formulary of India. Part I. Delhi 2003

Zoller, Andrea; Nordwig, Hellmuth: Heilpflanzen der ayurvedischen Medizin. Stuttgart 1997

Rhyner, Hans-Heinrich: Das Praxis-Handbuch Ayurveda. Neuhausen a.R. 1997

Mishra, Lakshimi Chandra: Scientific Basis for Ayurvedic Therapies. Boca Raton 2004

Gupta, Shive Narain; Stapelfeldt, Elmar: Praxis Ayurveda-Medizin. Stuttgart 2009

Mathew, Sebastian; Schmut, Otto: Ghee – das Gold der Ayurveda-Medizin. Wien 2008

Vasant, Lad; Davis, Frawley: Die Ayurveda-Pflanzenheilkunde. Durach 1988

Schrott, Ernst: Ayurveda für jeden Tag. München 2002

Barboza, Kulkanti: Representative und symbolische Zeichen des klassischen Tanzes in Indien und Europa. Dissertation phil. Fakultät, Wilhelmsuniversität. München 2006

Zimmer, Heinrich: Philosophie und Religion Indiens. Zürich 1976